■ 中华医学健康科普工程 ■

健康老年　幸福人生

——老年自我保健手册

主　编　李小鹰

U0352756

中华医学电子音像出版社
CHINESE MEDICAL MULTIMEDIA PRESS
北　京

图书在版编目（CIP）数据

健康老年 幸福人生：老年自我保健手册 / 李小鹰主编. —北京：中华医学电子音像出版社， 2022.6

ISBN 978-7-83005-348-2

Ⅰ.①健⋯ Ⅱ.①李⋯ Ⅲ.①老年病－防治－手册 Ⅳ.①R592-62

中国版本图书馆CIP数据核字（2022）第051289号

健康老年 幸福人生——老年自我保健手册

JIANKANG LAONIAN XINGFU RENSHENG——LAONIAN ZIWO BAOJIAN SHOUCE

主　　编：李小鹰
策划编辑：冯晓冬　裴　燕
责任编辑：刘　溪
校　　对：张　娟
责任印刷：李振坤
出版发行：中华医学电子音像出版社
通信地址：北京市西城区东河沿街69号中华医学会610室
邮　　编：100052
E-mail：cma-cmc@cma.org.cn
购书热线：010-51322677
经　　销：新华书店
印　　刷：廊坊市祥丰印刷有限公司
开　　本：880mm × 1230mm　1/32
印　　张：9
字　　数：250千字
版　　次：2022年6月第1版　2022年6月第1次印刷
定　　价：70.00元

编 委 会

内 容 提 要

　　本书是中华医学健康科普工程系列丛书之一，由老年医学领域的多位权威专家编写而成，汇集了老年人最为关注的日常保健、健康体检、健康防病、安全用药等常识，以及与老年疾病相关的自我护理技术，以问题形式为老年人提供与自身健康相关的科学、权威、通俗易懂的解答，旨在普及老年人自我保健相关知识，帮助老年人全面提高身心健康水平。本书编写视角新颖，实用性强，适合广大老年人以及关心老年健康问题的读者阅读。

前　言

　　我国面临社会老龄化的严峻挑战，截至2020年底，60岁及以上人口已达2.6亿。提高老年人的健康水平是实现《"健康中国2030"规划纲要》战略的重要内容。坚持以人民利益和民族健康为重，加强老年人群保健医学科普教育，提倡健康文明生活方式，提供优质高效的医疗卫生服务，才能真正提高老年人的健康水平。

　　本书旨在为老年人群提供一本自我健康保健的科普手册，力求使老年读者能看得懂、记得住、用得上，一册在手即为"良师益友"。本书内容包括老年人的日常保健、健康体检、健康防病、安全用药等常识及常用自我护理技术，内容全面，实用性强，可为老年人提供实践性的帮助。

　　本书作者均系中国人民解放军总医院的资深医疗保健专家，他们依据多年临床经验，对老年医学的各种专业知识作出了深入浅出的介绍。作为主编，我对所有对本书倾注了心血并认真撰稿的编委表示衷心感谢！由于科普写作经验不足，书中缺憾在所难免，恳请读者朋友们不吝赐教，以便今后不断更新与改进。

　　本书的出版幸获中国健康促进基金会老年医学发展专项基金、基层医疗机构与慢病防治专项基金的支持，在此一并表示感谢！

李小鹰

2022年3月

目　　录

第一章

老年人日常保健常识

第一节　运动与健康

1 老年人如何进行有氧运动？

（1）运动健身提倡有氧运动：有氧运动是指人体在氧气充分供应的情况下进行的体育锻炼，即在运动过程中，人体摄入的氧气与消耗的氧气相等，能达到生理上的平衡状态。有氧运动是老年人最安全的运动方式。

（2）有氧运动的五项原则：老年人在选择运动种类时，应尽可能考虑自身身体状态、个人兴趣爱好及预期的客观目标，最好选择中等强度的有氧运动，严格控制运动强度。

1）量身订做：根据个人身体状况，选择合适的运动方式和运动强度。

2）循序渐进：运动前先热身，从低强度运动开始，逐渐增加运动量。

3）心率达标：运动强度的标准可依据运动时的心率来定，即每分钟心率＝170－年龄，如果是60岁，运动时的心率最快应为每分钟110次。

4）坚持不懈：每周运动4～5次，每次至少30分钟，每周150分钟以上。

5）自我评价：理想的运动后状态是微微出汗，略感心跳加快、气促，周身微热，无身体不适感。

（3）合适的有氧运动形式

1）舒缓太极拳：动作柔和，姿势自然，全身放松，每天1～2次。

2）节律快步走：有节律地快步行走，每天1～2次，每次30～45分钟，行程2000～2500米。

3）林中漫步行：在树林中的平地上步行较长时间，中等速度，每次30～60分钟，每天1～2次。

4）水中韵律操：缓慢而放松地游泳，每次30分钟，每周1～3次，水温27～30℃。

5）轻松玩游戏：选择运动量适中、对情绪影响不大、竞技性不强的运动，如门球、台球、乒乓球等。运动前应充分活动，防止运动损伤。

6）久坐扭扭腰：开会或阅读时久坐，可引起腰背酸痛、身体僵硬，建议每2小时站立，活动双腿，左右扭动身体，目视远方，每次5分钟即可。无条件站立时，可做双足背曲活动10～20次。

2 老年人如何开展身体功能训练？

不良姿势、肌肉失衡、错误动作模式等都会潜移默化地改变人们的功能性动作，加大肌肉、骨骼损伤的风险，最终导致损伤和疼痛的发生。通过身体功能训练可以舒展紧张、僵硬的肌肉，增强力弱肌肉的力量，改变肌肉失衡状态，达到康复的目的。65岁以上的老年人还需要增加平衡、协调及强化肌肉的训练，以预防跌倒、改善健康。

（1）伸展练习：每个动作拉伸30秒，每天做2次（图1-1-1～图1-1-6）。

（2）力量训练：每个动作10～15次为1组，每次2～3组，每天1次（图1-1-7～图1-1-11）。

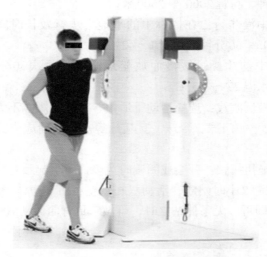

图 1-1-1　胸大肌拉伸训练

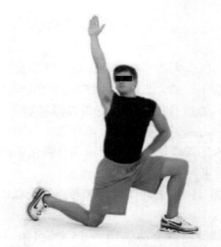

图 1-1-2　髂腰肌拉伸训练

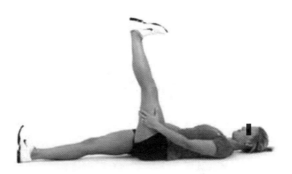

图 1-1-3 腘绳肌拉伸训练

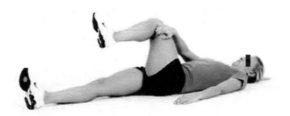

图 1-1-4 梨状肌拉伸训练

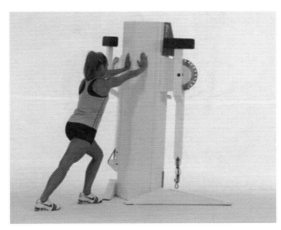

图 1-1-5 腓肠肌拉伸训练

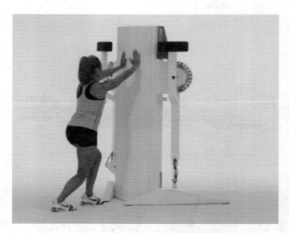

图 1-1-6　比目鱼肌拉伸训练

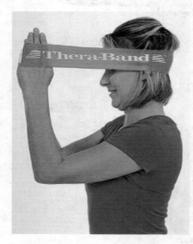

图 1-1-7　颈深屈肌训练

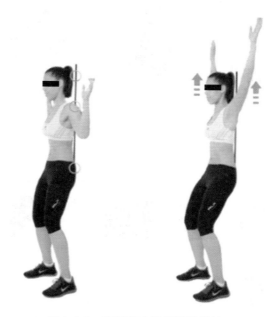

图 1-1-8 肩胛稳定肌群激活训练

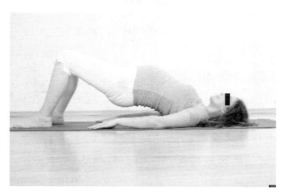

图 1-1-9 桥式运动

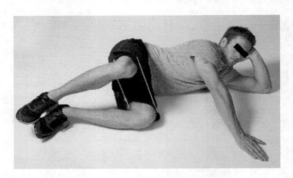

图1-1-10　贝壳运动

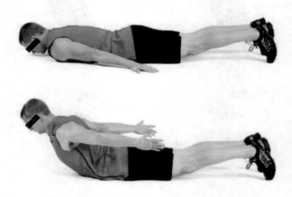

图1-1-11　腰背肌锻炼（"小燕飞"）

（3）运动损伤的预防及处理

1）肌肉拉伤和挫伤：发生损伤后，应立即停止运动，并对痛点进行冷敷，切忌揉搓和热敷。

2）肌肉痉挛：多与运动过量、寒冷刺激等有关。运动前应做热身准备，运动后做放松运动，可有效预防肌肉痉挛。

3）关节扭伤、脱位：运动时，避免做超出关节负荷的运动。

4）腹痛：剧烈或过强运动可引起胃肠痉挛，出现腹痛。运动前应少进食难以消化或产气的食物。餐后1～2小时再开始运动，可减少腹痛发作。

5）摔伤：倒地摔伤后，要注意是否出现骨折或颅脑损伤。

（4）注意事项

1）当全身状况不稳定、骨骼肌肉有损伤或基础疾病控制不佳时，应推迟运动。

2）运动中应尽量避免出现关节、肌肉剧痛，所有拉伸动作以有牵拉感且无疼痛感为尺度，并根据自身感受和耐受性来调整。"运动中没有痛苦就没有收获"的观念是错误的。

3）运动时应正常呼吸，做某些需要用力的动作时不要长时间憋气，尤其是有高血压、心血管疾病、肺气肿的患者。

4）运动中要保持身体平衡，防止跌倒和摔伤。

5）老年人因平衡能力下降且视野可能受限，不建议采用"倒步走"的锻炼方式。

6）当出现胸闷、呼吸费力或急促、头痛、头晕、恶心等不适症状时，应立即停止运动，放松身体，适当休息。

7）运动强度的控制十分重要。在各类新开始的运动中，往往会出现肌肉酸痛，而肌肉酸痛可作为评估训练强度的标准。运动后的第2天，若出现明显的肌肉酸痛，下次运动时应降低运动强度；若肌肉酸痛持续时间超过2天，应联系医生，以获得相应的训练指导。

8）老年人不适合选择有身体接触且对抗性强的运动项目，如篮球、足球、排球等，以避免运动损伤。即使参加非身体接触的对抗性运动项目，如羽毛球、乒乓球、网球等，也不要进行激烈的比赛，以免情绪激动带来意外伤害。

9）运动量和运动强度都要保持相对稳定，不随意改变运动习惯，也不要盲目增加运动强度和运动时间。

（肖铁卉）

第二节　饮食与健康

俗话说"病从口入"，不合理饮食与许多疾病之间都存在密切的联系，如肥胖症、糖尿病、痛风、动脉粥样硬化、恶性肿瘤等。我国伟大的医药学家李时珍曾指出："饮食者，人之命脉也。"著名营养学家于若木同志也曾说过："科学配餐是不用资金投入就能提高和改善人民健康状况的有效方法。"那么，怎样吃才称得上是健康饮食呢？

3 | 什么是平衡膳食？

　　中国营养学会推荐的"中国居民平衡膳食宝塔"（图1-2-1），对碳水化合物、蛋白质、脂肪等营养素的摄入给出了科学可行的建议。

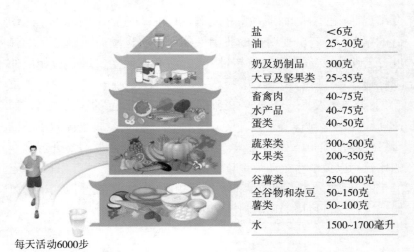

盐	<6克
油	25~30克
奶及奶制品	300克
大豆及坚果类	25~35克
畜禽肉	40~75克
水产品	40~75克
蛋类	40~50克
蔬菜类	300~500克
水果类	200~350克
谷薯类	250~400克
全谷物和杂豆	50~150克
薯类	50~100克
水	1500~1700毫升

每天活动6000步

图1-2-1　**中国居民平衡膳食宝塔**

注：引自中国营养学会. 中国居民膳食指南2016. 人民卫生出版社，2016

4 | 怎样吃才是平衡膳食？

（1）减少膳食总热量。如何才能知道自身所需的热量？可以根据体重和体力活动量来确定（表1-2-1），即每天所需总热量（千卡）＝理想体重（千克）×每千克理想体重所需热量（千卡），其中理想体重（千克）＝身高（厘米）-100。

表1-2-1　**成人每千克理想体重所需热量（千卡）**

体型	卧床	轻体力活动	中等体力活动	重体力活动
消瘦	20～25	35	40	40～45
正常	15～20	30	35	40
超重或肥胖	15	20～25	30	35

表中"体型"的判断可依据体重指数，体重指数＝体重（千克）/[身高（米）]^2。正常成人体重指数在18.5～23.9为正常，＜18.5为消瘦，≥24.0为超重，≥28.0为肥胖。轻体力活动包括坐位工作、洗衣、做饭、驾车、慢走等；中等体力活动包括搬运轻物品、持续长距离行走、打扫居室卫生、庭院耕作等；重体力活动包括从事重体力劳动、剧烈运动等。

（2）合理分配营养素比例。老年人的饮食应清淡合理，即低饱和脂肪酸、低胆固醇和低钠盐饮食，多摄入水果和蔬菜。通常提倡饮食中来源于脂肪的热量＜30%。对心血管疾病或高脂血症患者而言，来源于饱和脂肪酸的热量应＜7%，每天胆固醇摄入量＜200毫克。以鱼类中单不饱和脂肪酸和ω-3脂肪酸作为能量来源要优于碳水化合物。如合并糖尿病、高尿酸血症等，更应选择低碳水化合物、低嘌呤的食物。

1）不吃或少吃高脂肪食物（如肥肉、油炸类食物、全脂奶制品等）和高糖食物（如糕点、糖果、含糖饮料等）。限制高胆固醇食物摄入，每天瘦肉＜75克，每周蛋黄＜4个（高胆固醇血症患者应少吃蛋黄）。

2）减少食用油用量，每天20克（约2汤匙）为宜。选择植物油（如花生油、豆油、玉米油、橄榄油等）作为烹调用油，少用动物脂肪及棕榈油、椰子油、人造黄油等，增加富含ω-3多不饱和脂肪酸的深海鱼类和淡水鱼类，适量补充干果类和豆类食物。

3）限制食盐摄入量。研究发现，膳食中的钠盐摄入量与高血压、心血管疾病及全因死亡密切相关。随机对照的临床试验显示，减少钠盐摄入量可以降低血压及心血管疾病的发病风险。一项调查显示：山东农民每天食盐摄入量为17.8克，高血压患病率是15.8%；广西农民每天食盐摄入量为7.5克，高血压患病率为8.2%；居住在北极圈附近的因纽特人，每天食盐摄入量为4克，高血压患病率仅为4%。由此可见，高血压患病率与食盐摄入量密切相关。我国营养学会推荐每天钠盐摄入量＜6克（约1酒瓶盖）。控制钠盐摄入可采取如下措施：①减少烹调用盐，使用有定量的盐勺加盐；②控制酱油（5毫升酱油相当于1克盐）、黄酱等含盐高的调味品用量；③少食或不食咸菜、加工肉制品及含盐高的零食。

4）适当控制谷类摄入量，每天进食蔬菜300～500克、水果200～400克，增加食物钾的摄入。研究发现，钠盐摄入量与心血管疾病和死亡正相关，膳食摄入中的钾含量及钠/钾比例与心血管疾病和死亡负相关。干预研究发现，富含钾盐的食物可降低心血管疾病及死亡风险。我国成人钾摄入量普遍低于世界卫生组织和中国营养学会推荐的水平。因此，在减少钠盐摄入量的同时应适当增加膳食钾的摄入量，特别是天然富含钾的食物，对预防心血管疾病的作用已得到充分肯定。富含钾的食物多为水果和蔬菜，水果、蔬菜还可提供人体健康所需的维生素和膳食纤维。建议每人每天摄入中等量的苹果或香蕉，或者等量的其他水果或蔬菜。

5）补充膳食钙。老年人常伴有低骨量或骨质疏松，而且由于胃肠吸收能力减弱，钙摄入量应比普通人多一些，以增加实际吸收量。因此，老年人应摄入含钙高的食物，如奶制品、豆制品等。一般每天钙摄入量以1000～1200毫克为宜。

6）适当增加优质蛋白摄入，如鸡蛋、牛奶、白肉类（鸡肉、鱼肉、虾等）等。优质蛋白食物含有人体必需氨基酸，利用率高，不会增加肾脏负担；非优质蛋白多为植物蛋白，非必需氨基酸含量大，经肾脏排出时会增加肾脏负担。推荐老年人每周吃2～3次鱼，以海鱼为佳，去皮的鸡、鸭肉也是优质蛋白的良好来源。另外，推荐摄入低脂肪的肉类（鱼肉、鸡肉、瘦猪肉、瘦牛羊肉），每天100～150克（2～3两），每天饮鲜牛奶或酸牛奶1～2袋。

5 | 饮食应注意哪些事项？

（1）喝牛奶的注意事项：没有经过高温灭菌的袋装牛奶应煮开后再饮用；牛奶不宜与含鞣酸的食物同时服用，如茶、柿子等，否则会影响牛奶吸收；空腹喝牛奶会促进肠蠕动，影响牛奶吸收；喝牛奶的时间以晨起或睡前为宜；牛奶以天然为好，添加的其他成分并非身体所必需。

（2）喝茶的注意事项：喝茶有"七宜七不宜"。

1）水温宜适度，不宜过高。不同的茶应以不同方式浸泡，如绿茶要将沸水放置为70～80℃时再冲泡。

2）宜现冲，不宜隔夜。

3）宜兼饮，不宜偏饮。夏季喝绿茶，冬季喝红茶。

4）宜淡饮，不宜过浓。过浓会导致胃肠功能紊乱。

5）宜择时饮，不宜盲目饮。饭后饮茶有益，空腹饮茶易心慌，晚上饮茶睡不香。

6）宜温饮，不宜烫饮。

7）宜止渴，不宜送药。

（3）高尿酸血症患者选择食物的注意事项

1）优先选用蛋类和奶类。

2）肉、鱼、禽类食物应限量。因嘌呤易溶于汤中，可将肉、禽类煮熟后弃汤食用。涮肉汤中嘌呤含量较高，应忌用。依据嘌呤含量可将日常食物分为四大类，见表1-2-2。

3）限制干豆类食物（如大豆、豌豆、扁豆等）摄入，可偶尔少量食用豆腐、豆浆等豆制品。

4）适量进食水果。水果每天摄入量控制在200～400克。

5）多进食新鲜蔬菜，每天至少500克，但应避免食用嘌呤含量高的蔬菜，如菜花、菌类等。

6）大量饮水。每天应饮水2000毫升以上，以促进尿酸排出。宜选用淡茶水、白开水及矿泉水，不要用可乐代替，也切莫感到口渴时再饮水。

表1-2-2　日常食物嘌呤含量分类表

嘌呤含量 （每100克食物）	食物举例
第一类 （150～1000毫克）	动物内脏如肝、脑、肾、胰等；沙丁鱼、凤尾鱼、鱼籽；浓肉汤、精肉
第二类 （75～150毫克）	牛肉、牛舌、猪肉、绵羊肉、兔肉；鸭、鹅、鸽子、鹌鹑、野鸭、火鸡、野鸡；鲤鱼、鳕鱼、大比目鱼、鲈鱼、鳗鱼、贝壳类等水产品；扁豆、干豆类、干豌豆；鸡汤、肉汤
第三类 （30～75毫克）	四季豆、青豆、鲜豌豆、菜豆；菠菜、芦笋、菜花、龙须菜、蘑菇；青鱼、鲱鱼、鲑鱼、金枪鱼、白鱼、鳝鱼、龙虾、螃蟹；鸡肉、羊肉；花生、麦片、麦麸面包
第四类 （<30毫克）	奶类、奶酪、蛋类；水果、蔬菜（除外第三类中的蔬菜）；可可、咖啡、茶、果汁饮料、豆浆、糖果、蜂蜜；精制谷类如富强粉、精磨稻米等

（4）中医养生的膳食推荐：中国传统膳食结构强调"平衡膳食、辨证用膳"，提倡含不同营养成分食物之间的互补。中国传统膳食有如下4个特点：①"得谷者昌，失谷者亡""食五谷治百病，米粥饭暖胃养气"。②传统养生非常重视蔬菜的作用。《尔雅》所云"草能食者为蔬"，而"蔬者，疏通壅滞也"，蔬菜能够通便，疏通肠道的"壅滞"。此外，蔬菜含多种具有抗氧化功能的生物活性物质，有利于疏通机体内的"壅滞"。③传统养生也非常重视豆类食品的保健功能。中华民族传统膳食提倡"可一日无肉，不可一日无豆"，反映了豆类和豆制品在传统膳食中的重要地位。中国古人发明了豆腐，"青菜豆腐保平安"的民谚同样强调了豆腐在保障人体健康中发挥的重要作用。④中华民族古代先贤从西方接受了小麦，但拒绝了面包，因为面包是由高温烹制而成。中国人始终坚持低温烹饪的原则，如米饭、粥、馒头、饺子等都是经蒸或煮来制作，温度控制在100 ℃左右，不会产生具有致癌性的丙烯酰胺等物质。爆炒菜肴时，由于有温度梯度，表面温度高，能满足杀菌需要，但内部温度并不高，菜肴里许多抗氧化剂生物活性成分不会受到破坏。

中华民族传统膳食结构有如下精辟论述：

> 五谷宜为养，失豆则不良，
>
> 五畜适为益，过则害非浅，
>
> 五菜常为充，新鲜绿黄红，
>
> 五果当为助，力求少而数，
>
> 气味合则服，尤当忌偏独，
>
> 饮食贵有节，切切勿使过。

"食宜细缓，不可粗速。"很多人胃不好，但如果每口饭嚼50次再吞咽，坚持1个月，胃病会好转。唾液中的淀粉酶有助食物消化，溶菌酶和分泌性抗体可杀菌解毒，因此，仔细咀嚼可建立身体的第一道防线。"食宜暖"，强调膳食的冷热平衡。夏天幼儿过食冰淇淋后，胃里的温度迅速下降，影响相邻器官，常诱发咳嗽，古人云"热食伤骨，冷食伤肺"是非常有道理的。"食前忌动，食后忌静"，俗话说"饭后百步走，能活九十九"，说明进食后缓行散步有利于健康。另外，"饮食以时"强调就餐时间和饥与饱的平衡，即所谓"晚上少吃一口，舒服一宿""饱食即卧，乃生百病"。食疗养生保健效果可描述为："无功可言，无德可鉴，而人登寿域"。因此，依靠膳食营养增强免疫功能，可筑起防病抗病的大堤。

（张　燕）

第三节　睡眠与健康

睡眠是人类生存的本能，良好的睡眠是身心健康的基本保证。人类一生中约三分之一时间在睡眠中度过，良好的睡眠可消除疲劳、恢复体力，醒来后全身舒适、精力充沛、身心轻松。然而，现代社会近40%的人存在不同形式的睡眠问题，包括失眠症、睡眠呼吸暂停综合征、睡眠行为障碍、睡眠觉醒周期紊乱等多种睡眠障碍，从而带来多种健康问题。长期睡眠障碍会加速衰老进程，导致记忆力减退、注意力降低、情绪不稳定甚至精神心理异常，使社会职能受到影响及生活质量下降。长期失眠还可能诱发或加重高血压、冠心病、脑血管疾病、糖尿病等慢性疾病。因此，睡眠障碍及相关疾患已成为备受社会关注的公共健康问题。

6 | 什么是健康睡眠？

人类究竟需要多长时间的睡眠，目前尚缺乏统一认识。健康成年人一般每天需要7～8小时睡眠。一般情况下，人类睡眠时间有随年龄增长而逐渐减少的趋势。学龄期儿童睡眠时间一般不少于9小时，到了老年期，睡眠时间只需5～6小时。不争的事实是，健康长寿老人往往都有较高质量的睡眠。对个体而言，睡眠时间存在较大差异，少部分人可能天生睡眠时间需求就较少，而有些人睡眠时间需求较长。因此，对睡眠时间的界定不可一概而论，无论睡眠时间长或短，只要在睡醒后感到身体轻松、舒适、精力充沛、工作效率高，就属于正常睡眠。偶尔睡眠不足或失眠对健康影响不大。

7 | 如何达到良好睡眠？

（1）适度活动：白天做适当的体力活动。

（2）身心放松：睡前放松身心，如静坐、深呼吸、听舒缓的音乐等。

（3）远离兴奋：睡前远离酒精、浓茶、咖啡及尼古丁。

（4）避免饱餐：睡前避免大量饮水和进食。

（5）睡前泡脚：水温在40 ℃左右。

（6）合理服药：注意药物不良反应，不要在下午4时以后服用影响睡眠的药物。

（7）空气清新：睡前开窗通气，保持室内空气清新。

（8）温度适宜：在15 ～ 24 ℃的温度中，可获得安睡。

（9）卧室安静：舒适安静的卧室环境对提高睡眠质量非常有益。

（10）光线要暗：柔和、微弱的光线对促进入睡和熟睡有很大帮助。

（11）卧具舒适：选择适合自己的床垫、颈椎枕及舒适的床上用品。

（12）按时作息：每晚9 ～ 11时上床休息。春季晚睡早起，夏季睡时最短，秋季早睡早起，冬季早睡晚起。

（13）侧卧入睡：睡姿以"卧如弓"为佳。

8 什么是失眠症？

　　失眠症是指由于入睡或维持睡眠困难，导致睡眠质量和（或）数量不能满足个体的生理需要，精力和体力未能从睡眠中得到充分休息和恢复，表现为身心疲惫、精神倦怠、工作和学习时精力不集中、反应迟钝、烦躁等。

　　失眠症主要包括3个要素：①患者有睡眠数量或质量不足的主诉和体验，不包括实际睡眠时间较短且无主观睡眠不足（所谓的"短睡型"）的情况。②每周出现3次以上失眠，至少持续1个月。仅出现轻度或短暂性失眠不视为失眠症。③除睡眠不足的主诉和体验外，日间表现为注意力不集中、记忆力减退、心情烦躁、工作效率低等。

　　按照失眠病程长短可分为3种：①暂时性失眠，即出现失眠症状时间不足1个月；②短期失眠，即至少每周出现3次，并持续至少1个月；③慢性失眠，即病程超过6个月。

　　按照失眠临床表现程度可分为轻度、中度和重度失眠。轻度失眠是偶尔发生的失眠，对个体生活质量和社会功能影响较小；中度失眠每晚都发生，对个体生活质量和社会功能呈中度影响，并伴有一定的症状（如易激惹、焦虑、疲乏等）；重度失眠每晚都发生，严重影响个体的生活质量和社会功能，临床症状（如易激惹、焦虑、抑郁、躯体不适等）较突出。

9 导致失眠症的常见因素有哪些？

　　（1）精神心理因素：常见的精神心理因素包括抑郁障碍、焦虑障碍、躯体形式障碍等，失眠可能是这些患者就诊时的重要主诉。心理障碍既是失眠的原因，也可能是失眠的结果，长期失眠也可发展成心理障碍，两者相互影响、相互加重并形成恶性循环。一般来讲，焦虑障碍多表现为入睡困难，而抑郁障碍多为早醒，但实际情况往往是两种心理障碍相互混杂。此外，有的抑郁症状可能由失眠所致，但不一定是失眠的原因，抑郁症状缓解后失眠可能仍未改善，因而对失眠和心理障碍应"齐抓共管"。

（2）躯体疾病：各种躯体疾病均可能导致失眠。神经系统退行性疾病，如阿尔茨海默病、帕金森病、运动神经元病等，均可导致睡眠-觉醒调节中枢的功能失调。其他疾病如脑血管疾病、冠心病、关节及躯体疼痛、不宁腿综合征、睡眠呼吸障碍、十二指肠溃疡、夜尿频繁等，也是导致失眠症的重要因素。

（3）药物因素：影响睡眠的药物包括β受体阻滞剂、支气管扩张药（茶碱）、5-羟色胺再摄取抑制剂、利尿药等。

（4）不良生活习惯和睡眠习惯：有人习惯睡前喝茶，会导致失眠；有人午睡时间偏长，甚至长达2～3小时，会影响夜间睡眠；有人喜欢睡前读书或听音乐，也有可能影响入睡时间。

（5）环境因素：如睡眠环境（光线、温度、湿度、气压）不适、声音嘈杂、倒时差等因素。跨时区旅行时，身体固有的生物节律及睡眠周期与新的环境不适应，到达新时区后需要身体的自然调整过程以适应新的环境要求。老年人由于生理调节功能较差，时差反应比年轻人更严重。

10 | 如何正确使用催眠药？

（1）催眠药的种类：目前，我国临床常用的催眠药主要有两大类：一类是安定类，常用药物有咪哒唑仑、艾司唑仑、阿普唑仑、劳拉西泮、氯硝西泮等；另一类是新型催眠药，可选择性作用于安定的亚受体，如佐匹克隆、唑吡坦、扎来普隆等。这些药物治疗失眠时各有优势和特点，必须在医生的指导下合理使用。

（2）催眠药的成瘾性："成瘾"在医学上可理解为"依赖"。严格讲，目前我国临床使用的催眠药都有发生依赖的可能性。依赖性包括身体依赖性和精神依赖性。身体依赖性指反复用药使身体形成一种适应状态，突然停药则会出现以戒断综合征为主要表现的躯体不适症状；精神依赖性指用药后会产生精神愉快、满足或欣快感，通过重复用药可不断获得这种满足感和欣快感，或避免出现不适感。总体来讲，催眠药的依赖性发生率较低，在医生指导下合理使用催眠药，真正出现依赖的情况比较罕见。对催眠药的依赖性问题，一方面不能忽视，要有所预防；另一方面也不必过分紧张。如果在必要时拒绝使用任何催眠药，同样不利于失眠症的有效治疗。避免出现药物依赖的重要方法是不要擅自增加用药种类和（或）药物剂量，尤其是不要长期服用较大剂量的催眠药。

（3）催眠药的优点和缺点：催眠药对缩短睡眠潜伏期、增加睡眠时间有肯定疗效，且多数情况下起效迅速，服药半小时左右就能产生助眠作用而使人入睡。在治疗剂量下，催眠药总体上也有较好的安全性。现有催眠药的主要缺点：①容易出现耐受性，多数药物在连续使用一段时间（如2～3周）后可能疗效下降；②有残留效应，使人睡眠后感觉头脑不清醒，影响第二天的警觉性、思考能力等；③对睡眠结构可能有不良影响，有时不能较好地提高睡眠质量。

（4）使用催眠药的注意事项：催眠药对老年人最大的风险是跌倒。老年人因使用催眠药会使跌倒风险增加3～7倍，髋关节骨折风险增加4倍。催眠药使用不当或超量服用是主要危险因素。此外，半衰期长的催眠药容易在体内蓄积，导致头晕、步态不稳等，尤其当伴有视力差、行动不便、血压不稳时，更容易跌倒，引起颅脑外伤、髋关节骨折等，有时甚至是致命性的。因此，老年失眠症的治疗应首选非药物疗法，必要时适当使用催眠药，而且应以剂量低、半衰期短、药效好、个体化服用为原则，避免过量服用或滥用。

（高中宝）

第四节 饮酒与健康

酒是一种常见的饮品，主要成分为乙醇（酒精）。酒精既能对机体产生各种化学作用，影响机体生理功能，又能作用于人们的精神世界，影响人们的精神行为，而且与民俗、文学艺术、医药、饮食等也有密切关系。中国制酒历史源远流长，名酒荟萃，3000年前的商周时代，中国人就已开始酿造黄酒。从此饮酒成为人们彼此沟通思想、交流情感的桥梁，也是人们密切关系、联络感情的纽带。

11 | 酒在我国可分为几类？

（1）白酒：酒精度一般为50.0%～60.0%，但不低于35.0%。
（2）啤酒：酒精度为2.5%～7.5%。
（3）果酒：酒精度不低于7.0%。
（4）黄酒：酒精度一般为15.0%左右。

12 | 酒的成分有哪些？

（1）有益成分：酒含糖类、矿物质、维生素、氨基酸等营养物质，能提供热量和人体必需营养素。酒还含多种酚类化合物，对预防动脉粥样硬化有积极作用，这种物质在红葡萄酒和酱香型白酒中含量较高。

（2）有害成分：在酒的生产过程中常会产生一些有害物质，比如甲醇，对人体有很大的毒性，一次摄入4～10克就可引起严重中毒。甲醇的急性中毒表现为恶心、腹痛、呼吸困难、昏迷等。甲醇在人体内有蓄积作用，不易排出体外。因此，国家对白酒中甲醇的含量做了严格的规定：每100毫升白酒中甲醇含量不能超过0.12克。

13 酒精在体内如何吸收？

饮酒后，约20%酒精先在胃黏膜吸收，其余80%很快到达小肠，在小肠吸收。烈性酒可延缓胃排空，导致胃内吸收增加，小肠吸收减少。含二氧化碳的酒类较不含二氧化碳的酒类被吸收进入血液循环的速度更快，所以喝啤酒容易"上头"。食物可延缓酒精的吸收，尤其是含碳水化合物、脂类等的食物，因此，避免空腹饮酒可延缓酒精的吸收速度。发泡类饮料因含二氧化碳，可促进酒精吸收，因此，喝完白酒后再喝啤酒或可乐、雪碧等碳酸饮料，更容易致醉。

14 酒精在体内如何代谢？

酒精主要（90%以上）在肝脏代谢。酒精进入肝细胞后，主要经乙醇脱氢酶代谢为乙醛，再经乙醛脱氢酶代谢为乙酸，最后分解为水和二氧化碳排出体外。人们常说"醉一次酒量涨一次"，是因为"醉酒"促进了体内乙醇脱氢酶和乙醛脱氢酶的合成，从而使这两种酶分解酒精的能力增强，因而"酒量"也会随之增长。若平时酒量大但长期未饮酒，再次饮酒时很快就有醉意，是因为体内的这两种酶减少所致。平时一喝酒就脸红的人，其体内缺乏乙醛脱氢酶，导致血液中的乙醛蓄积增多，血管扩张，易引起脸红、头晕。

15 | 什么是双硫仑样反应？

双硫仑是一种戒酒的药物，它通过抑制乙醛脱氢酶的功能，造成少量饮酒就会出现乙醛蓄积的现象，使饮酒者出现脸红、心跳加快、恶心、呕吐、眩晕、视物模糊等醉酒表现，严重者出现血压下降、呼吸困难、意识丧失甚至死亡。以上反应在个体间的差异较大。一旦开始服用双硫仑，任何形式的酒精摄入均有危险。双硫仑样反应是指在服用某些含有双硫仑结构或具有相同作用机制药物的前后，摄入了酒精制品，导致体内乙醛蓄积而引起上述一系列表现。

哪些药物会引发双硫仑样反应呢？常见的药物包括头孢类抗生素（头孢哌酮、头孢曲松、头孢唑林等）、硝咪唑类药物（甲硝唑、替硝唑、奥硝唑等）、降糖药物（氯磺丙脲、格列齐特、格列吡嗪等）及其他药物（华法林、三氟拉嗪等）。饮酒前应注意是否在服用以上药物，以避免双硫仑样反应的发生。

16 | 过量饮酒对健康有哪些损害？

　　大量研究证实，过量饮酒会对身体健康造成损害。酒精主要在肝脏内代谢，过量饮酒会损害肝脏，刺激胃黏膜，使饮酒者产生恶心、呕吐等症状，还可能导致脑组织缺血、缺氧，使中枢神经系统受到抑制，引发头痛、昏迷等症状。长期过量饮酒还可能导致酒成瘾。

　　（1）急性酒精中毒（醉酒）：症状可分为3期。①兴奋期，表现为头晕、自控力丧失、有欣快感、颜面潮红或苍白等；②共济失调期，表现为动作不协调、步态蹒跚、动作笨拙、语无伦次、躁动、复视等；③昏睡期，饮酒者可沉睡，表现为颜面苍白、体温降低、皮肤湿冷，严重者呈深昏迷状态，表现为感觉缺失、听觉和触觉减退，甚至可因呼吸中枢麻痹、循环衰竭而死亡。

　　急性大量饮酒会刺激胃黏膜，出现恶心、呕吐的症状。当引起剧烈呕吐时，可撕裂食管－贲门黏膜，引起消化道大出血。高浓度的酒精会严重损伤胃黏膜，从而引起急性胃炎甚至胃溃疡，有时可合并消化道出血等，临床表现为上腹疼痛、恶心、呕吐、反酸、胃灼热等。合并上消化道出血时可出现呕血、黑便、头晕等，失血过多可引起出血性休克甚至死亡。大量饮酒还是引起急性胰腺炎的主要诱因，患者表现为持续性剧烈上腹痛，伴恶心、呕吐、发热，部分患者可出现黄疸。有心脏基础疾病的人群，特别是老年人，大量饮酒可诱发心肌梗死、心律失常及心力衰竭，也可诱发腔隙性脑梗死、脑血栓及脑出血，严重者可引起死亡。醉酒后发生呛咳、误吸还会导致吸入性肺炎甚至窒息。

（2）慢性酒精中毒：①因长期饮酒而对酒精产生的依赖性，会形成所谓的"酒瘾"，并出现相关精神症状；②长期饮酒会造成食管下括约肌松弛并刺激胃酸分泌，引起反流性食管炎，表现为反酸、胸骨后疼痛等，严重者可引起呛咳甚至吸入性肺炎；③长期饮酒会导致酒精性肝病，包括酒精性脂肪肝、酒精性肝炎、酒精性肝纤维化及酒精性肝硬化，部分酒精性肝硬化患者可演变为肝细胞肝癌；④长期大量饮酒可导致酒精性心肌病、高血压、血脂异常及动脉粥样硬化；⑤长期大量饮酒可引起慢性胰腺炎，破坏胰腺胰岛的分泌功能，引起继发性糖尿病或酒精性低血糖症；⑥长期酒精刺激可影响胎儿正常发育，造成流产或胎儿畸形；⑦长期大量饮酒可导致男性性功能低下、精子生成受损；⑧长期饮酒者还可出现眼球震颤、记忆力丧失、周围神经麻痹及精神心理疾病。

17 适量饮酒与健康的关系如何？

人们普遍认为少量或适量饮酒有益健康，过量饮酒则有害健康，这是在大众群体中早已形成的共识，似乎没有争论。但是目前对于适量饮酒是否有益健康以及在哪些方面有益健康，学术界还在深入研究，也存在一些争议。传统观念认为，适量饮酒能使小动脉血管扩张，促进血液循环，有助于心脑血管的健康。饮酒与心脑血管疾病的关系呈"U"形曲线。与不饮酒和大量饮酒相比，适量饮酒者心脑血管疾病的发生率均有所下降。但是对适量饮酒的"量"如何界定，各国的指南标准并不一致。世界卫生组织的一项国际协作研究指出：安全饮酒的限度是男性每天不超过20克、女性每天不超过10克纯酒精的饮用量，通俗地讲就是，男性每天饮酒不超过2瓶（易拉罐）啤酒或1两白酒，女性每天不超过1瓶（易拉罐）啤酒，啤酒和白酒决不可混合饮用。此外，每周至少应有2天滴酒不沾。

但是，2018年世界著名杂志《柳叶刀》发表一项重磅研究，提出酒精的安全剂量是零！该研究公布了195个国家的26年的饮酒数据，认为适量饮酒的确可以降低心脑血管疾病的风险，但会使消化道肿瘤发生率显著增加，并明显增加死亡率。心脑血管系统方面所获得的益处在死亡率增加面前，基本上可以忽略不计。

因此，基于目前的证据，"适量饮酒"的说法仅限于心脑血管疾病的个体，而在饮酒导致死亡率增高的前提下，不提倡以饮酒作为预防心脑血管疾病的措施。

（朱　兵　李小鹰）

第五节　吸烟与健康

18 | 烟草中有哪些有害物质？

烟草在燃烧过程中，可以产生4000多种已知的化学物质，其中有毒物质就有几百种，而且有69种致癌物质。主要的有害物质如下。

（1）尼古丁：又称烟碱，是高度成瘾性物质，其成瘾性仅次于海洛因。尼古丁可作用于吸烟者的大脑，使吸烟者对烟草产生依赖性，还可以引起血压升高、心跳加快，甚至引起冠状动脉痉挛，诱发心绞痛及心肌梗死。

（2）烟焦油：俗称"烟油子"，内含多种致癌物，是引起肺癌和喉癌的主要原因。烟焦油还是导致吸烟者牙齿和手指发黄的原因。

（3）其他有害物质：包括一氧化碳、其他有毒化学物质（如苯并芘、甲醛、氰化钾等）、放射性物质及多种有害金属（如镉、汞、铅、砷等）等。

19 | 吸烟有哪些危害？

全球范围内已有大量流行病学研究证实，吸烟和被动吸烟是导致多种疾病的危险因素。烟草几乎可以损害人体的所有器官，可导致的主要疾病如下。

（1）肺癌及多种恶性肿瘤：90%以上的肺癌因吸烟引起。吸烟者肺癌的发生率是不吸烟者的18倍。吸烟还可以引发口腔癌、喉癌、食管癌、胃癌、胰腺癌、膀胱癌、肾癌、肝癌、白血病，以及女性乳腺癌、宫颈癌等。

（2）慢性阻塞性肺疾病（简称慢阻肺）：烟雾中的烟焦油和其他有害物质可长期刺激呼吸道，使吸烟者极易患慢性支气管炎、哮喘、肺气肿等，最终导致慢阻肺和肺源性心脏病（简称肺心病）。吸烟者患慢阻肺的比例比不吸烟者高3～5倍。

（3）心血管疾病：吸烟可引起高血压、高脂血症、动脉粥样硬化等疾病，严重者会出现冠心病、心肌梗死、心源性猝死等。吸烟还可以引起下肢血栓闭塞性脉管炎。研究表明，吸烟可使冠心病的患病时间提前10年，而且发生心肌梗死的风险比不吸烟者高3.6倍。

（4）脑血管疾病：吸烟可增加脑出血、脑梗死及蛛网膜下腔出血的风险。研究表明，吸烟者发生脑卒中的风险是不吸烟者的2.0～3.5倍，男性脑卒中患者中有90%以上是吸烟者。吸烟还会损伤脑细胞，损害记忆力，严重者出现精神紊乱、痴呆等。

（5）内分泌疾病：每天吸烟20支，可使糖尿病危险增加1倍。

吸烟还可以促发甲状腺疾病。

（6）口腔疾病：长期吸烟，轻者口腔异味、牙齿发黄；重者可引发口腔白斑、唇癌、口腔癌等。

（7）眼科疾病：吸烟可引起中毒性视神经病变、视觉适应性减退、黄斑变性、白内障等。

（8）其他疾病：吸烟还可引起血液病、骨质疏松、男科疾病，以及女性容颜早衰、月经紊乱等。

20 | 被动吸烟对健康有哪些影响？

被动吸烟也称"非自愿吸烟"或"吸二手烟"，其危害同样巨大。烟草烟雾（二手烟）包含很多能迅速刺激和损伤呼吸道内膜的化合物，即便是短暂接触，也会导致严重后果。被动吸烟同样会引起上述各种疾病。研究表明，与吸烟者共同生活的女性患肺癌的概率比没有与吸烟者共同生活的女性高6倍，20%～30%的肺癌源于被动吸烟。

另有研究表明，目前的空气净化装置只能除去较大的烟尘颗粒，不能清除微小颗粒，更不能清除二手烟中的各种有毒气体。美国有关通风问题的权威机构已经做出结论，不能依靠通风技术来控制接触二手烟的健康风险。

21 | 戒烟后短期内会出现哪些不适症状？

由于长期吸烟，吸烟者的身体已习惯恒定量的尼古丁，当体内尼古丁含量低于这个"舒适区"时，就会产生对烟（尼古丁）的渴望。戒烟产生的痛苦多为戒断反应，一般在停止吸烟后的几小时内出现，戒烟14天内比较明显，之后会逐渐减轻，甚至消失，有些人会持续1个月左右。有人在戒烟后会出现一些难以忍受的症状，如烦躁、胸闷、咳嗽、短暂健忘，还有疲乏、发胖，或者手震颤、注意力不集中、失眠、睡眠障碍等。每个吸烟者在戒烟过程中都会或多或少地出现上述情况。因此，戒烟不仅仅是不吸烟这么简单，而是一项依靠长期毅力去坚持的行为。所有的不适反应都会在戒烟成功后消失，还会获得健康的身体和生活方式，只要有这样的想法，便能坚持下去。研究表明，吸烟者若能在35岁之前戒烟，死于烟草相关疾病的危险性几乎与不吸烟者相近。

22 | 戒烟有哪些益处？

戒烟后体内器官会发生一系列有益的变化，主要表现如下。

（1）血液循环得到改善，手脚冰凉的情况得以缓解。

（2）记忆力开始恢复，思维比吸烟期更加清晰。

（3）味觉和嗅觉得到改善，感知能力比吸烟期灵敏。

（4）肺部纤毛慢慢恢复"工作"，可清洁肺部、减少炎症，使呼吸更加通畅。

（5）口气也会慢慢变得"清新"，牙齿也会变白，从而降低口腔疾病的风险。

（6）消化系统功能得到恢复，食欲变好。

（7）睡眠得以改善，睡得更熟，睡得更好。

（8）患心脑血管疾病（如脑梗死、心肌梗死等）的风险降低，远低于戒烟前。

23 戒烟的方法有哪些？

戒烟是一种综合的行为矫正过程，需要根据吸烟者的动机等因素制订个体化戒烟方案，并在戒烟过程中对吸烟者的心理成瘾进行矫正。解除吸烟者对尼古丁的成瘾性（依赖性），对于成功戒烟有重要意义。

（1）心理及行为疗法

1）吸烟者首先要有戒烟的想法，明确戒烟的目的，树立戒烟的信心，丢弃与吸烟相关的任何东西，如香烟、打火机、烟灰缸等。

2）戒烟过程中，如果出现注意力不集中、沮丧及不安时，可以做一些自己爱好的事情，或者深呼吸以减轻肌肉紧张。

3）戒烟过程中，如果出现头晕、疲倦、睡眠障碍时，可以考虑在睡前做一些轻度运动，如慢跑、快走等。睡前避免摄入含咖啡因类的食物或饮品，尽量不要在睡前使用手机及电脑。

4）戒烟过程中，远离吸烟者或不禁止吸烟的社交场所，消除吸烟的诱惑。

5）戒烟过程中，要保持积极的心态，定期更新自己的戒烟目标，当达到目标后可考虑给自己一些奖赏。

（2）药物疗法：如果在戒烟过程中遇到困难，可尝试使用药物。常用尼古丁替代法控制戒断症状，使吸烟者逐渐放弃吸烟。目前临床有不同的尼古丁替代剂及其他药物（如盐酸安非他酮、伐尼克兰等）。具体用法需遵医嘱。

目前很多大型综合医院都有专业的戒烟门诊。在戒烟过程中，如出现任何问题，都可以考虑及时就医，找专业人员帮助解决。

24 戒烟的常见问题有哪些？

（1）哪种戒烟药最好：从戒烟效果看，较好的戒烟药依次是伐尼克兰、盐酸安非他酮、尼古丁替代剂。具体用药时，需要专业人员评估药物有无禁忌证，根据专业人员的推荐选择适合自身的戒烟药物。

（2）替代疗法是否安全：整体上是安全的，全身反应通常较轻微，且为自限性。有学者认为，替代疗法的不良反应其实是尼古丁的戒断症状。常见症状（1.0%～10.0%）为头晕、头痛、恶心、呕吐、上腹不适、下颌关节痛、口咽不适等；少见症状（0.1%～1.0%）为心悸、红斑、荨麻疹等；部分戒烟者可出现一过性局部反应，如替代品咀嚼胶可发生消化不良、呃逆、义齿（假牙）受损等，替代品贴剂则可出现局部刺激、皮肤发红、瘙痒、荨麻疹等不良反应。

（3）戒烟多久才算成功：一旦熬过第一个月，戒烟就成功了一大半。至少坚持1年不吸烟，即可基本达到功能戒烟。即使戒烟成功，也要小心复发，再次吸烟可能会唤醒"烟瘾"。

（4）少量吸烟是否有危害：少量吸烟也存在危险。例如，每天吸1～10支，患肺癌的可能性是不吸烟者的10倍。

（5）吸淡型香烟是否有较大的危害：与普通型香烟的吸烟方法不同，吸淡型香烟时吸烟更深、吐气更长、更频繁，其结果是吸入体内有毒物质的含量与普通香烟比并没有多大差别。

（邹　琳）

第六节　疫苗接种与健康

谈起疫苗，人们往往首先想到的是儿童计划免疫接种疫苗。多数人认为儿童时期接种，成年后无须再接种。其实，有一些疫苗成年人也需要接种，特别是老年人，随着年龄增长，与年轻时期相比，免疫系统不能高效地抵抗微生物侵扰，此时接种一些特定的疫苗对身体大有裨益。

为什么接种疫苗可以预防某些传染病呢？因为人体的免疫系统有记忆功能。接种疫苗后，人体的免疫系统会产生相应的抗体，有时身体会表现出轻微的反应，如红肿、局部溃烂等，也有些疫苗接种后几乎不会引起身体不良反应，或者反应太轻微而未被察觉。当疫苗的免疫反应"平息"后，对应这种疫苗的特定抗体就会长时间留在人体内，而另一种具有记忆功能的免疫细胞则将这种"致病原"的信息记录下来。当人体再受到同一种致病源的侵袭时，体内的相应抗体马上被调动起来对付"敌人"，具有记忆功能的免疫细胞则迅速调出这些"敌人"的"档案"，马上组织起有效的防御反应。于是，这些致病源在"作乱"之前就被人体的防御体系给控制住了，疾病自然得到了预防。与老年人健康关系较为密切的疫苗有3种，分别为流感疫苗、肺炎链球菌疫苗和带状疱疹疫苗。

25 ｜ 接种流感疫苗需要注意的问题有哪些？

（1）流行性感冒（简称流感）病毒的分型：根据病毒核蛋白和基质蛋白抗原的不同，可将流感病毒分为甲（A）、乙（B）、丙（C）和丁（D）4种类型，其中甲型流感病毒根据其表面血凝素（H1～H18）和神经氨酸酶（N1～N11）的不同又分为多种亚型。甲型流感病毒的H1N1和H3N2亚型及乙型流感病毒是造成人类流感的主要病原体，所谓的"三价"疫苗也来源于此。流感病毒具有抗原性易变（例如今年流行H1N1型流感病毒，明年可能流行H3N2型流感病毒）的特点，不同时期、不同地区，以及同一地区不同时期的流感病毒，其优势毒株和活动强度均不尽相同。世界卫生组织每年都基于对下一个流行季节流感病毒流行株的预测结果，提出全球流感疫苗株的推荐意见，全球各国的疫苗企业以此为依据生产当年的流感疫苗。因此，不同年度流感疫苗所针对的流感病毒株可能会有所差异。以上海为例，新的流感疫苗一般在每年9月底上市。

（2）老年人罹患流感的后果：流感病毒感染可引起严重的病毒性肺炎及继发的细菌性肺炎、脑炎、心肌炎等严重并发症，或者使原有慢性疾病急性加重，从而导致严重后果，甚至死亡。由于老年人存在免疫反应降低、肺顺应性下降、呼吸肌肌力减弱、咳嗽反射减弱、多病共存及营养不良等特点，因而是流感病毒感染的高危人群。老年人感染流感病毒后，重症多、住院率高、病死率高，因此，老年人接种流感疫苗以预防流感具有重要的临床意义。

（3）老年人接种流感疫苗的有效性和安全性

1）有效性：普通人在流感病毒感染或接种疫苗后2～4周，机体内血清抗体水平达到高峰，但老年人可能至少需要4周才能达到高峰。流感疫苗给机体带来的保护作用一般持续6～8个月，而后随着时间的延长逐渐衰减，接种1年后体内的血清抗体水平显著降低。因此，建议老年人在每年流感流行季节前接种流感疫苗。

2）安全性：接种流感疫苗总体上是安全的。常见不良反应为一过性的局部反应，如注射部位疼痛、红斑、肿胀等。既往无流感疫苗抗原暴露史的接种人群可出现发热、全身不适、肌肉酸痛及其他全身性不良事件，但此类不良事件的发生率较低。既往接种后发生严重过敏反应者，应避免再次接种。曾有研究报道，疫苗接种的不良反应可能与急性炎症性脱髓鞘性多发性神经病（简称吉兰-巴雷综合征）有关。

3）应用获益：接种流感疫苗是预防老年人罹患流感的有效手段。我国一项研究表明，流感疫苗对60岁及以上老年人的流感样疾病的预防效果为53%。另一项研究结果显示，接种流感疫苗对老年人上呼吸道感染、其他呼吸道疾病和其他慢性疾病的保护率分别为49.54%、64.54%和38.82%。老年人常合并慢性疾病，如糖尿病、慢阻肺、冠心病及脑血管疾病等，接种流感疫苗还可以明显降低老年人慢性疾病的住院率和病死率，同时也节省了大量医疗资源。

（4）对老年人接种流感疫苗的建议：美国、加拿大、新加坡、韩国、澳大利亚、新西兰以及欧盟国家的相关流感疫苗指南均推荐老年人每年接种一剂流感疫苗。我国批准上市的流感疫苗均为三价流感灭活疫苗（TIV），包含甲型H1N1型、甲型H3N2型及乙型，主要是裂解疫苗和亚单位疫苗。四价疫苗即将在我国上市，其他类型的灭活流感疫苗（如高剂量疫苗和重组流感疫苗）目前尚未上市。随着北京、深圳、克拉玛依及新乡等城市逐渐实施特定人群免费接种政策，老年人流感疫苗的接种率已升至50%。

1）接种对象和接种时间：建议60岁及以上老年人每年流感流行季节前接种一剂三价流感灭活疫苗。以下人群应优先接种：①慢性基础疾病者，如患心脑血管疾病（不包括单纯性高血压）、慢性呼吸系统疾病、肝肾功能不全、血液病、神经系统疾病、神经肌肉功能障碍、代谢性疾病，以及患免疫抑制性疾病或免疫功能低下的老年人；②在医疗卫生机构、养老院及疗养院工作的医护人员，医护人员接种流感疫苗不仅可以保护自身，维持流感流行季节医疗服务的正常运转，还可以有效减少将病毒传染给流感高危人群的机会。

2）接种方法：每次接种1剂，每剂0.5毫升。首选上臂三角肌肌内注射，血小板减少症或其他出血性疾病患者在肌内注射时可能发生出血危险，可采用深度皮下注射。

3）接种禁忌：对流感疫苗中的活性成分、任何辅料成分，如鸡蛋、新霉素、甲醛等过敏者禁止接种。

4）不良反应及处理：接种流感疫苗总体上是安全的，总不良反应发生率约1.65例/10万剂。常见的不良反应：①局部反应，如接种部位发红、肿胀、疼痛、瘀斑、硬结等；②全身反应，如发热、寒战、头痛、出汗、肌肉酸痛、关节痛、不适感、疲劳感等。上述反应一般无须治疗，多数情况下1～2天会自然消失。罕见的不良反应：①接种者可能出现重度发热反应（体温＞39 ℃），此时可采用物理方法降温或药物对症处理；②个别接种者在接种疫苗后可能出现荨麻疹，极个别接种者甚至出现过敏性紫癜，此时应立即就诊，接受抗过敏治疗；③过敏性休克极为罕见，此时应按照过敏性休克的处理原则积极治疗。

5）注意事项：①如存在免疫缺陷性疾病或使用免疫抑制剂（如激素），须在接种前告知医生；②由于流感的潜伏期为数天，若在接种后立即暴露于流感病毒流行的环境中，仍有可能罹患流感；③禁止在同一容器内与其他疫苗混合后再接种，同时接种不同疫苗时应选择不同部位接种；④发热、急性感染及慢性病急性发作期应推迟接种，这一点对老年人尤为重要，应格外警惕；⑤接种流感疫苗6周内出现吉兰－巴雷综合征者慎用；⑥接种流感疫苗后应在接种机构留观30分钟。

26 | 接种肺炎链球菌疫苗需要注意的问题有哪些？

（1）肺炎链球菌的特点：肺炎链球菌既往又称肺炎（双）球菌，是革兰阳性、带荚膜的双球菌，广泛分布于自然界中。根据其组成差异，肺炎链球菌可分为90多个血清型。肺炎链球菌主要通过呼吸道飞沫直接传播或由定植菌导致自体感染。

（2）老年人感染肺炎链球菌的疾病负担：临床诊断的肺炎链球菌肺炎患者中20%为菌血症性（细菌侵入血液循环）肺炎，80%为非菌血症性肺炎。成年人中肺炎链球菌菌血症的病死率为16%～36%，老年人则为20%～40%。在我国，肺炎链球菌感染在社区获得性肺炎中的比例为28.0%～71.5%，是导致老年人社区获得性肺炎的主要病原体。肺炎链球菌的耐药问题更使社区获得性肺炎的治疗"雪上加霜"。此外，肺炎链球菌疫苗接种是降低肺炎链球菌耐药性的手段之一。

（3）老年人接种肺炎链球菌疫苗的有效性和安全性

1）有效性：目前我国应用于老年人的肺炎链球菌疫苗为23价肺炎球菌多糖疫苗（PPSV23，亦称PPV23），"23价"代表有23种血清型。接种此疫苗后2～3周，机体的抗体水平逐渐升高，之后随时间延长而逐渐降低。健康成年人的抗体在接种后5年内可维持较高水平，老年人在接种7年内抗体水平会逐渐降至接种前。

2）安全性：部分PPSV23接种者有注射部位疼痛、肿胀及红斑等轻度局部反应，持续时间多在48小时内。很少有接种者出现较严重的局部反应（如局部硬结）和全身反应（如发热、肌肉酸痛等），也很少有接种者发生严重的全身不良反应（如过敏反应）。

3）应用获益：目前PPSV23对23种常见的肺炎链球菌血清型均有免疫作用，可降低肺炎链球菌引起的社区获得性肺炎的发病率、住院率和死亡率。对于其他病原体引起的肺炎，肺炎链球菌疫苗也有保护作用。此外，接种肺炎链球菌疫苗还可以减少慢阻肺和冠心病患者的下呼吸道感染、抗生素使用及住院频率，减少糖尿病和高血压患者的下呼吸道感染和抗生素使用。患有慢阻肺、冠心病、糖尿病等慢性疾病的老年患者更能够从肺炎链球菌疫苗中获益。另外，研究还发现联合接种肺炎链球菌疫苗和流感疫苗能够产生协同效应，可降低肺炎患者的住院率和死亡率，均优于单独接种每种疫苗所带来的获益，发挥出"1＋1＞2"的效果，而且不会增加不良反应。

（4）对老年人接种肺炎链球菌疫苗的建议：澳大利亚、新西兰、韩国以及欧盟国家的相关指南均推荐对免疫功能正常的老年人接种肺炎链球菌疫苗，这尤其适合于合并慢性心血管疾病（不包括高血压）、慢性肺疾病、慢性肝病的老年患者，以及有糖尿病病史和（或）酗酒史的老年人及吸烟者，5～6年后应重新接种1次。我国批准用于老年人的肺炎链球菌疫苗为PPSV23，13价疫苗（PCV13）虽已在我国上市，但目前尚未被批准应用于老年人。

1）接种对象和接种时间：建议60岁及以上老年人接种PPSV23，基础接种为1剂，不推荐免疫功能正常者再次接种。若存在严重肺炎链球菌感染高危因素且首次接种已超过5年者，建议其再接种1次。5年内未接种过疫苗的65岁及以上老年人（包括前一次接种时不满65岁者），可再接种1次。一般不建议在第二次接种后再次接种。

有下列肺炎链球菌感染高危因素者应优先接种：①患有慢性基础性疾病者，如慢性肺疾病（如慢阻肺、哮喘、支气管扩张等）、慢性心血管疾病（如充血性心力衰竭、心肌病等，但不包括高血压）、慢性肝病（肝硬化）、耳蜗植入、糖尿病、脑脊液漏、酒精中毒等；②功能性或解剖性无脾者，如先天性或获得性无脾、镰状细胞贫血和其他血红蛋白病、脾功能障碍、脾切除等；③免疫功能受损者，如患有先天性或获得性免疫缺陷、人类免疫缺陷病毒感染、肾病综合征、慢性肾衰竭、全身恶性肿瘤、多发性骨髓瘤、白血病、淋巴瘤及霍奇金病的患者，或者需要实质器官移植、骨髓移植的患者，或者需要免疫抑制药物、长期糖皮质激素药物治疗的患者，或者需要化疗、放疗的患者。

2）接种方法：每次接种1剂，每剂0.5毫升。建议采用皮下或肌内注射，首选上臂三角肌注射。

3）接种禁忌：对PPSV23疫苗任何成分过敏者禁用。

4）不良反应：常见的不良反应为发热（一般体温≤38.8 ℃）和注射部位局部反应（如疼痛、红斑、肿胀及局部硬结）。其他全身不良反应包括虚弱、乏力、肌肉酸痛及头痛。局部反应多发生于接种后3天内，一般5天内可消失。

5）注意事项：①对于心血管和（或）肺功能严重受损者，接种疫苗时的全身反应可能比较危险，须慎用或给予适当护理；②禁止在同一容器内与其他疫苗混合后接种，疫苗同时接种时应选择不同的部位；③发热、急性感染及慢性病急性发作期应推迟接种；④接种后应在接种机构留观30分钟。

27 | 接种带状疱疹疫苗需要注意的问题有哪些？

（1）带状疱疹的特点：带状疱疹是一种影响神经和皮肤的感染性疾病，由水痘-带状疱疹病毒引起，有一定的传染性，由于皮疹呈条带状分布，故称为带状疱疹。带状疱疹的皮疹通常发生在身体的一侧，表现为沿周围神经走向分布的水疱，一般不超过身体正中线，可发生于头面部、颈部、胸部、腹部及四肢，患者自觉疼痛。因疱疹多发生于腰部，民间俗称"缠腰龙"。带状疱疹易发生于50岁以上的人群，患者常因儿童期感染水痘-带状疱疹病毒后产生了免疫力，可以在很长时间内保持人体免受带状疱疹带来的困扰，但这种特异性的保护力会逐年下降，50岁后基本丧失，一旦有诱发因素，人体会很容易感染水痘-带状疱疹病毒。

（2）老年人感染带状疱疹的疾病负担：该病主要引起疼痛和皮疹，部分患者会遗留神经痛。带状疱疹的疼痛与癌性疼痛、三叉神经痛并称为"人生疾病三痛"。眼部和耳部的带状疱疹除可引起剧烈疼痛外，还可能引起结膜炎、角膜炎、眼炎，甚至面瘫、听力受损等。该病发病率为（3～10）/1000人年，并随年龄增长逐年递增2.5%～5.0%，复发率为1.0%～6.0%。50%的85岁以上老年人曾患过带状疱疹。随年龄增长，慢性疼痛的风险也随之增加。10%～15%的带状疱疹患者会发生疱疹后遗神经痛，尤其是＞85岁老年人的发生率可高达50%。带状疱疹后遗神经痛为带状疱疹临床症状中最复杂且最常见的一种并发症，表现为烧灼样疼痛或电击样痛，部分患者还会出现瘙痒性疼痛，以持续性疼痛、跳痛为主。30%～50%的患者会持续疼痛1年以上，部分可持续10年之久，明显扰乱了患者的睡眠和情绪，影响其工作和日常生活，严重者可引起焦虑和抑郁。

（3）老年人接种带状疱疹疫苗的有效性和安全性

1）有效性：带状疱疹疫苗有2种，即Zostavax（未在我国上市）和近期在我国获批并陆续上市的重组带状疱疹疫苗。研究显示，重组带状疱疹疫苗在超过5年的时间里都能起到保护作用。因为它是一种重组疫苗，抗原是糖蛋白抗原而非病毒本身，因而不会因为接种疫苗而发生带状疱疹。

2）安全性：接种疫苗后常见的不良反应包括注射部位疼痛、发红、肿胀，以及肌肉疼痛、疲乏、头痛、寒战、发热、胃肠道症状等。大多数不良反应只是暂时的，接种者可以耐受。严重不良反应发生率非常低，因此，该疫苗的安全性良好。

3）应用获益：带状疱疹的治疗措施主要是抗病毒和营养神经，目前无特效药，但接种疫苗是最有效的预防措施。资料显示，Zostavax疫苗预防带状疱疹的总体有效性为51.3%，预防后遗神经痛的保护效力为66.5%，但是，该疫苗的保护效力随接种者年龄增长而逐渐降低。重组带状疱疹疫苗的Ⅲ期临床试验结果显示：其整体有效性为97.2%，预防后遗神经痛的保护效力达91.2%；其对50～59岁人群带状疱疹的保护率为96.6%，对60～69岁人群的保护率为97.4%，而对≥70岁人群的保护率也能达89.8%；其对后遗神经痛的保护率为88.8%。因此，美国食品药品监督管理局免疫实践咨询委员会认为，重组带状疱疹疫苗在预防带状疱疹及相关并发症方面优于Zostavax。

（4）对老年人接种带状疱疹疫苗的建议：重组带状疱疹疫苗于2018年11月入选首批临床急需境外新药名录。2019年5月22日，国家药品监督管理局批准了重组带状疱疹疫苗的进口注册申请，可将其用于≥50岁成年人以预防带状疱疹。

1）接种对象和接种时间：2017年美国食品药品监督管理局批准重组带状疱疹疫苗的生产，并推荐了适用人群：①用于≥50岁免疫功能正常的老年群体，可预防带状疱疹及其相关并发症；②有带状疱疹病史的成年人应接种该疫苗，因为带状疱疹复发率很高；③患有慢性疾病（如慢性肾衰竭、糖尿病、类风湿关节炎及慢性肺疾病）的成年人应接种该疫苗；④由于在免疫缺陷人群中接种该疫苗的相关研究尚不足，对该类人群是否可以接种重组带状疱疹疫苗尚未提出明确建议。重组带状疱疹疫苗是一种由病毒成分制成的灭活疫苗，分2次给药，2次给药间隔为2～6个月。

2）接种方法：重组带状疱疹疫苗仅限肌内注射，首选接种部位为上臂三角肌。免疫程序为2剂，每剂0.5毫升。第2剂与第1剂间隔2个月。如需改变免疫程序，可在接种第1剂后2～6个月接种第2剂。

3）接种禁忌：对重组带状疱疹疫苗的任何成分过敏，或者接种后发生严重过敏反应的个体禁用。

4）不良反应：重组带状疱疹疫苗接种部位的局部反应较常见，但通常为暂时性反应（1～3天）。临床研究提示：接种重组带状疱疹疫苗后发生局部反应的频率由高到低依次为疼痛、发红、肿胀及注射部位瘙痒；全身反应由高到低依次为肌肉酸痛、疲乏、头痛、寒战、发热、胃肠道症状、关节痛、头晕等；与安慰剂组患者相比，接种重组带状疱疹疫苗的患者30天内严重不良事件的发生率并无明显差异。

5）注意事项：①不论是否接种过水痘疫苗，均可接种带状疱疹疫苗；②≥50岁成年人同时接种带状疱疹疫苗和流感灭活疫苗，不会降低每种疫苗的免疫原性，这2种疫苗同时接种或先后间隔4周接种，抗体反应类似；③同时接种带状疱疹疫苗和肺炎链球菌疫苗是否影响每种疫苗的免疫效果，仍然存在争议；④水痘－带状疱疹病毒免疫检测结果为阴性（从未得过水痘，对水痘没有免疫力）的个体，可以不接种带状疱疹疫苗；⑤正在患带状疱疹的个体，应痊愈后再接种带状疱疹疫苗；⑥妊娠期和哺乳期女性不适合接种重组带状疱疹疫苗。

28 | 对与老年人旅行相关的疫苗接种的建议有哪些？

　　随着生活条件的不断改善，我国越来越多的老年人开始走出国门，到世界各地旅行观光。2017年美国发布的与老年人旅行相关的疾病预防指南对老年人旅行前所需的疫苗接种提出了如下建议。

　　（1）推荐65岁以上老年人常规接种包括肺炎链球菌疫苗、破伤风疫苗、白喉伴无细胞性百日咳疫苗、带状疱疹减毒活疫苗及季节性流感疫苗在内的多种疫苗，尤其推荐肺炎链球菌疫苗、流感疫苗和带状疱疹疫苗（此3种疫苗已在前文中详述）。

　　（2）老年人在旅行前，应根据旅行目的地是否为相关疾病（如黄热病、甲型病毒性肝炎、乙型病毒性肝炎、狂犬病、伤寒、脑膜炎、脊髓灰质炎及日本脑炎等）的流行区域，选择性地接种有针对性的疫苗：①单剂黄热病疫苗可提供长期保护，对大多数旅行者来说足矣，不必要求加强剂量。②老年旅行者应接种2剂甲型病毒性肝炎疫苗。③前往伤寒流行地区的旅行者，应考虑接种纯化Vi多糖肠外疫苗或口服减毒活疫苗。④美国疾病控制与预防中心建议年龄≥56岁、计划前往脑膜炎球菌流行地区（如麦加）的旅行者，应接种脑膜炎球菌多糖结合疫苗。2019年中华预防医学会发布的《中国脑膜炎球菌疫苗预防接种专家共识》建议，前往流行性脑脊髓膜炎（简称流脑）流行地区或流脑正在暴发的地区旅行、工作或居住者，出行前应接种脑膜炎球菌疫苗。⑤日本脑炎病毒是东亚和东南亚国家病毒性脑炎的最重要病因，前往该病毒流行地区的老年人必须接种日本脑炎疫苗。

（王　洋）

第二章

老年人健康体检常识

第一节　年度体检内容

　　我国于2014年发布的《健康体检基本项目专家共识》指出："健康体检或称健康检查是指对无症状个体和群体的健康状况进行医学检查与评价的医学服务行为及过程。"健康体检是重点掌握受检者健康状况、早期发现疾病线索、实施疾病早期预防及开展健康管理的基本途径及有效手段之一。但是，医学技术发展迅速，检查方法众多，老年人在年度体检中应着重选择哪些项目？是多多益善为好，还是适量选择为宜？这些都是老年人在健康体检时应考虑的内容。

29 | 健康体检的基本项目有哪些？

　　根据《健康体检基本项目专家共识》，健康体检的必选检查项目有三大类（表2-1-1）：第一类是体格检查，包括身高、体重、腰围、臀围、血压等的测量，以及内科、外科、眼科检查等；第二类是实验室检查，包括血常规、尿常规、粪便常规等一般检查，还包括肝功能、肾功能、血脂、血糖等生化项目的检查以及妇科细胞学检查等；第三类是辅助检查，包括心电图检查、X线检查、超声检查等。

表2-1-1　健康体检基本项目目录

一级目录	二级目录	主要检查内容
体格检查	一般检查	身高、体重、腰围、臀围、血压、脉搏
	物理检查	内科：心、肝、脾、肺、肾
		外科：浅表淋巴结、甲状腺、乳腺、脊柱、四肢关节、肛门、外生殖器（男性）
		眼科检查：视力、辨色力、内眼、外眼、眼压
		耳鼻咽喉科：外耳道、鼓膜、听力、鼻腔、鼻窦、咽喉
		口腔科：口腔黏膜、牙齿、牙龈、颞颌关节、腮腺
		妇科：外阴、内诊
实验室检查	常规检查	血常规：白细胞计数、红细胞计数、血红蛋白、血小板计数
		尿液分析：尿蛋白、尿隐血、尿红细胞、尿白细胞、尿比重、亚硝酸盐
		粪便常规＋粪便隐血试验
	生化检查	肝功能：谷草转氨酶、谷丙转氨酶、总胆红素
		肾功能：血尿素氮、血肌酐
		血脂：总胆固醇、三酰甘油、低密度脂蛋白胆固醇、高密度脂蛋白胆固醇
		血糖：空腹血糖等
	细胞学检查	妇科病理学检查
辅助检查	心电图检查	心率及心电图异常结论
	X线检查	胸部X线片：肺部、心脏、胸廓、纵隔、膈肌
	超声检查	腹部超声：肝、胆、胰、脾、肾

　　资料来源：中华医学会健康管理学分会，中华健康管理学杂志编委会．健康体检基本项目专家共识．中华健康管理学杂志，2014，8（2）：83．

30 ｜ 健康体检的备选项目有哪些？

　　根据《健康体检基本项目专家共识》，健康体检的备选检查项目（表2-1-2）包括慢性病的早期风险筛查项目，涉及心脑血管疾病（高血压、冠心病、脑卒中、外周血管病）、糖尿病、慢阻肺、慢性肾病及部分恶性肿瘤（肺癌、乳腺癌、宫颈癌、结直肠癌、胃癌及前列腺癌），此外，还包括体适能检测、骨密度检测、心理测评等其他项目。

表2-1-2　健康体检备选检查项目

一级目录	二级目录	主要检查内容
心脑血管疾病风险筛查	高血压风险筛查（20岁以上）	早发高血压家族史，吸烟史，饮酒史，高盐饮食，长期精神紧张、头晕、头痛、眩晕等，诊室血压（连续3次），动态血压监测，PWV、ABI，心电图，血管超声，胸部X线片，眼底血管照相
		空腹血糖、血脂四项、同型半胱氨酸、超敏C反应蛋白、肾素等
		冠心病病史及早发家族史，心前区疼痛、压迫感及胸部不适等
	冠心病风险筛查（40岁以上）	血压、PWV、ABI、FMD检查，心脏彩色超声，颈动脉超声，动态心电图，心电图运动试验，螺旋CT断层扫描冠脉成像
		空腹血糖、血脂四项、载脂蛋白A、载脂蛋白B、脂蛋白a，血乳酸脱氢酶及其同工酶、血清肌酸激酶及同工酶、肌红蛋白、肌钙蛋白I、血肌酐、尿微量白蛋白、超敏C反应蛋白、白介素-6、肿瘤坏死因子、纤维蛋白原、同型半胱氨酸等

（待续）

（续表）

一级目录	二级目录	主要检查内容
心脑血管疾病风险筛查	脑卒中风险筛查（40岁以上）	高血压、慢性心房颤动、扩张型心肌病、风湿性心脏病病史及早发家族史，头痛、头晕、眩晕及短暂性脑缺血发作等
		血压及动态血压、PWV、ABI、FMD、心脏彩色超声、颈动脉超声、经颅多普勒超声、眼底血管照相、颅脑CT等
		空腹血糖、血脂（同冠心病风险筛查）、血肌酐、尿微量白蛋白、血液黏滞度、血小板聚集、超敏C反应蛋白、纤维蛋白原、同型半胱氨酸等
	外周血管病风险筛查（50岁以上）	高血压或脑卒中家族史，高血压、脑卒中、心房颤动、颈动脉狭窄、腹主动脉瘤等病史，头痛、头晕、乏力、下肢水肿及跛行等
		血压及四肢血压测量，足背动脉触诊，颈部、腹部听诊（血管杂音），血管超声，PWV、ABI、FMD检查
		空腹血糖、血脂（同冠心病风险筛查）、血肌酐、尿微量白蛋白、超敏C反应蛋白、纤维蛋白原、同型半胱氨酸等
2型糖尿病风险筛查（35岁以上）	空腹血糖受损、糖耐量异常、糖调节受损	出生体重，糖尿病家族史，妊娠糖尿病、高血压、冠心病史，血糖及血脂异常史，饮食与运动情况，口渴、多饮、多尿、多食、体重下降、倦怠乏力等
		体重指数，腰围与腰臀比，脂肪率，血压、PWV、ABI、FMD检查
		空腹血糖、餐后2小时血糖、OGTT、糖化血红蛋白、糖化白蛋白、血脂（同冠心病风险筛查）、尿糖、尿酮体、尿微量白蛋白、胰岛素、C肽、超敏C反应蛋白、同型半胱氨酸等
慢性阻塞性肺疾病风险筛查（50岁以上，吸烟者40岁以上）	—	吸烟史，慢性支气管炎、哮喘病史，慢性咳嗽、咳痰、气短、喘息、胸闷等
		肺动能检查、肺部X线检查、肺部CT检查
		白细胞、红细胞、红细胞沉降率、血细胞比容等

（待续）

（续表）

一级目录	二级目录	主要检查内容
慢性肾脏病风险筛查（40岁以上）	—	肾脏疾病家族史，慢性肾炎及蛋白尿、高血压、糖尿病病史等，眼睑水肿、血尿、尿少、疲乏、厌食、恶心、呕吐等 血压、肾脏超声检查 血肌酐、尿微量白蛋白
恶性肿瘤风险筛查	肺癌（50岁以上）	肺癌家族史，吸烟史、咳嗽、胸痛、痰中带血、长期低热等 肺部低剂量CT 肿瘤标志物：NSE、CYFRA21-1、CEA、SCC
	乳腺癌（35岁以上女性）	乳腺癌家族史，乳腺疾病史，婚育史，月经史，乳房胀痛（与月经周期无关）、乳头异常分泌物等 乳腺超声检查：乳腺钼钯检查 肿瘤标志物：CA153、CA125、CEA
	宫颈癌（21岁以上女性）	宫颈癌家族史，月经史，生育史，不洁性生活史，白带异常、阴道出血等 宫颈超薄细胞学检查、人乳头瘤病毒测试 肿瘤标志物：SCC、CEA
	直结肠癌（50岁以上）	结直肠癌家族史，慢性结肠炎及肠息肉病史，下腹痛、便血、黏液便、大便频次等 肛门指诊、粪便隐血试验、结肠镜、气钡双重造影 肿瘤标志物：CEA、CA19-9、CA242
	胃癌（50岁以上）	胃癌家族史，胃溃疡、胃肠息肉病史等，腹痛、腹泻、消瘦、柏油便等 胃镜检查、气钡双重造影、幽门螺杆菌检查、胃蛋白酶原及促胃液素测定等 肿瘤标志物：CA72-4、CEA
	前列腺癌（45岁以上男性）	前列腺癌家族史，慢性炎症史，反复尿频、尿急及血尿等 前列腺触诊检查、前列腺超声检查 肿瘤标志物：t-PSA、f-PSA
其他项目	—	体适能检测、骨密度检测、心理测评、中医体质辨识、功能医学检测等

注：表格内容源自中华医学会健康管理学分会，中华健康管理学杂志编委会. 健康体检基本项目专家共识. 中华健康管理学杂志，2014，8（2）：84；PWV. 脉搏波传导速度；ABI. 踝臂指数；FMD. 血管内皮功能；CT. 计算机体层成像；OGTT. 口服葡萄糖耐量试验；NSE.神经元特异性烯醇化酶；CYFRA21-1.细胞角质蛋白19片段抗原21-1；CEA.癌胚抗原；SCC.鳞状细胞癌相关抗原；CA153.糖类抗原153；CA125.糖类抗原125；CA19-9.糖类抗原19-9；CA242.糖类抗原242；CA72-4.糖类抗原72-4；t-PSA.总前列腺特异性抗原；f-PSA.游离前列腺特异性抗原；—. 无项目

31 | 每年体检几次合适？

老年人可以根据自己的身体状况，每年安排1次或2次体检（全面体检1次，重点复查1次）。如有需要重点追踪和随访的项目，应定期进行专科复查。

32 | 选择门诊体检还是住院体检？

结合老年人的身体状况，可以选择门诊体检或住院体检。若老年人身体状况良好，体检项目中无有创检查项目，可安排老年人门诊体检；若老年人身体状况较弱，或者需要行胃肠镜等检查，建议老年人住院体检，并且适当安排检查项目，使检查节奏更加舒缓。

33 | 体检的具体内容有哪些？

（1）专科查体：心内科、呼吸科、消化科、神经内科、普外科、骨科、泌尿外科（男性）、妇科（女性）、口腔科、眼科及耳鼻喉科。通过以上专科查体可以获得相应健康状况的基础信息。

（2）实验室检验项目

1）血液化验：血常规、红细胞沉降率、凝血五项、血生化、餐后2小时血糖、糖化血红蛋白、肿瘤标志物、甲功五项、乙肝标志物、血清四项、免疫球蛋白、骨代谢五项、空腹胰岛素、餐后2小时胰岛素等。

2）尿液检查：尿常规、尿微量白蛋白/肌酐。

3）粪便检查：粪便常规＋粪便隐血试验。

（3）辅助检查项目

1）^{13}C尿素呼气试验。

2）心电图。必要时加做24小时动态心电图。

3）超声检查：①超声心动图；②颈部超声，检查甲状腺、颈部血管等；③腹部超声，检查肝、胆、胰、脾、双肾、输尿管、膀胱、前列腺（男）、乳腺（女）、子宫及其附件（女）；④根据个人情况可加做血管超声（重点是下肢血管），或者重点检查在查体时发现的异常包块等。

4）X线检查：对骨关节病变、结石等意义较大。

5）CT检查：胸部CT、腹部CT等。老年人肺部病变的最佳检查方法为肺部CT。

6）磁共振：颅脑磁共振成像（magnetic resonance imaging，MRI）及颅脑磁共振血管成像。

7）双能X线骨密度检测。

34 | 特殊体检项目有哪些？

（1）实验室检验项目：淋巴细胞亚群、免疫蛋白电泳、风湿免疫三项等；尿病理、尿荧光原位杂交检测、痰病理等。

（2）辅助检查项目

1）肺功能（肺通气、弥散及支气管舒张试验）。

2）电子胃镜和肠镜。

3）颅脑磁敏感加权成像、颈部磁共振血管成像、胰腺MRI、冠状动脉计算机体层血管成像或冠状动脉磁共振血管成像、前列腺高b值MRI（男性）及乳腺MRI（女性）。

4）经直肠前列腺超声（男）、经阴道妇科超声（女）检查。

5）运动平板试验、运动及药物负荷试验核素心肌显像。

6）尿流率测定。

7）正电子发射体层成像（positron emission tomography，PET）/CT、PET/MRI及其他特殊检查项目。

35 | 放射性检查的参考安全照射剂量是多少？

常规体检中，累积照射剂量的安全推荐限值是20 mSv/年，因此，应遵循此标准安排各项放射性检查项目。

（1）颈椎、腰椎、腰骶、髋关节、膝关节、骨盆等部位X线片的照射剂量较大，可依据疾病的轻重缓急分次检查。

（2）避免每年同时进行多部位检查，复查部位每次尽量不超过2个，同一部位重复检查尽量不超过2次。

（3）常用检查的照射剂量会随仪器型号和检查项目的不同而有所差别，如常规胸部X线片的照射剂量仅为0.03 mSv，胸部CT平扫为1.0～5.0 mSv，而1次全身PET/CT的照射剂量一般在10 mSv以上。因此，检查项目应由医生决定和安排。

36 | 健康体检的"五个注意"是什么？

（1）例行体检别放弃：很多疾病在出现症状之前就能够通过体检发现，发现越早，治疗效果越好。

（2）大型检查别迷信：健康体检要全面，但是不能过度。不同检查各有其优缺点，可以互补但不能相互替代。短期反复检查或盲目迷信大型检查都不可取。

（3）常规项目别小看：很多疾病线索，最早往往是通过常规检查发现的，任何检查疑点都可以得到合理解释。

（4）检查报告别乱扔：对很多疾病线索，需要连续、动态的观察来判断。体检报告最好按时间顺序存放，避免丢失或混乱。

（5）医生建议别忽略：专科医生对有些检查结果可能有疑问，会建议进一步检查，千万不要自以为没有问题而错过早期发现疾病的时机。

（张　燕）

第二节　体检常规准备

37 | 常规体检要做哪些准备？

（1）当日晨起空腹（禁食、禁水至少8小时），可用少量温水送服当天的常规口服药物（胃镜检查除外）。

（2）建议着宽松衣服，穿方便脱的鞋子，尽量不佩戴戒指、项链等首饰，避免穿有金属和亮片饰物的衣物。

（3）膀胱、前列腺及妇科超声检查，需要在憋尿、膀胱充盈状态下进行。

（4）行MRI检查前，应确定体内没有安装起搏器和金属支架；身体无残留弹片或活动性假牙等金属物；未穿戴金属饰物或镶金属材料的衣物；有幽闭恐惧症者，需提前告知检查者，以便采取相应措施或选择其他检查方法。

（5）腹部CT检查需要空腹完成，检查前适当饮水200毫升以充盈胃部；胸部CT检查要求上衣无金属物件（如纽扣、文胸上的钢圈等）。

（6）3天内做过金属钡灌肠、同位素C^{13}检查及注射过增强造影剂，或者髋关节内有金属内固定的个体，均不宜做骨密度检查，以免影响检查结果。

38 ｜ 特殊检查要做哪些准备？

（1）腹部MRI：除常规检查要求外，还要注意以下3点。

1）检查当天禁食。

2）检查前1周不吃含金属的药物。

3）1周内未做过胃肠道造影。

（2）前列腺磁共振平扫＋弥散加权成像

1）检查前1天少渣食物饮食，避免摄入产气食物（如土豆、牛奶等）。

2）若安排在下午检查，建议检查当天8时将25克硫酸镁溶解后口服，随后饮用1500毫升温开水，尽量排净大便。午餐禁食，饥饿时可食巧克力。

（3）冠状动脉计算机体层血管成像

1）确定没有造影剂过敏史，无肾功能不全病史。

2）上衣无金属物件（如纽扣、文胸上的钢圈等）。

3）检查当天禁食、禁水（空腹12小时以上）。

4）心律整齐（新型双源螺旋CT机对心律要求不高，快速心房颤动时也可进行）。

5）心率应尽量控制在60次/分。若平时心率较快，应在检查前30～60分钟口服美托洛尔12.5毫克或25毫克，使心率降至60次/分。

6）糖尿病患者如服用二甲双胍，需停药72小时以上。

7）检查结束后多饮水，以促进造影剂排出。

（4）心脏MRI和冠状动脉磁共振血管成像

1）除常规检查要求外，检查时心率应维持在70～75次/分。

2）若平时心率偏快，应在检查前30～60分钟酌情服用美托洛尔12.5毫克或25毫克，使心率达到检查要求的范围。

（5）无痛电子胃镜和肠镜检查

1）检查禁忌证：①存在严重心、肝、肾、肺功能不全；②对静脉镇痛和镇静药物过敏；③可疑急性胃肠道穿孔；④急性重症咽喉疾病；⑤严重颈椎畸形；⑥上消化道大出血（急诊除外）；⑦消化道梗阻及胃潴留；⑧急性病毒性肝炎。

2）检查前需告知检查者是否有以下疾病或情况：①睡眠呼吸暂停综合征；②腹主动脉瘤；③腹壁疝；④腹股沟疝；⑤心脏起搏器植入。

3）检查前停药：①术前7～10天必须停用抗血小板聚集的药物（如阿司匹林、硫酸氢氯吡格雷片等）和抗凝药物（如华法林、达比加群酯、利伐沙班等）；②术前1天停服银杏叶类药物和复方丹参类药物。

4）检查前评估：需在检查前3个月内复查血清四项（乙肝、丙肝、梅毒和艾滋病）、肝功能、凝血功能及血钾，除血清四项外，其余项目检查结果应在正常范围内。如有特殊情况，应请专科医生对被检者的心肺功能、凝血状态等进行评估。

5）胃肠道准备：①肠镜检查前2天需进食少渣、易消化食物，如粥、面条、豆腐、软面包等，不食用茎叶类蔬菜、木耳及番茄等含纤维较多的食物，尽量不吃猕猴桃、火龙果等含有微小果核的水果，多饮水。②胃镜检查前1天21时后开始禁食。③胃镜检查前4小时禁服常规口服药物。④若有便秘习惯，请提前与医生沟通，酌情加服泻药。⑤肠镜检查当天清晨禁食，于检查前3个小时开始服用硫酸镁溶液（硫酸镁粉50克溶于100毫升水中，饮用70毫升即可）或20%甘露醇250毫升，10分钟后服温开水或纯净水1500～2000毫升，40分钟内服完最佳，最长不超过1小时。老年人应酌情控制饮水量。⑥肠道准备期间可在室内适当活动，以促进肠蠕动。肠道准备约3小时，一般需大便5～6次，至大便清水无渣即可。⑦若需静脉麻醉下行肠镜检查，必须在检查前2小时停止饮水，以防麻醉中出现反流性误吸。

6）检查后注意事项：①若胃镜检查时未取活检，1.5小时后即可进温饮食；若胃镜检查时取活检，应在1.5小时后进少渣半流质饮食，同时卧床休息1～2天，并遵医嘱继续停服抗凝药物；若行胃部其他检查或内镜下治疗，应根据检查或治疗项目的不同，由主检医生给出饮食和休息的医嘱。②若肠镜检查时未取活检，1.5小时后即可正常进食；若肠镜检查时取活检，应在1.5小时后进少渣半流质饮食，同时卧床休息1～2天，一周内避免剧烈活动，同时遵医嘱继续停用抗凝药物；若行肠道其他检查或特殊治疗，应根据检查或治疗项目的不同，由主检医生做出有关饮食和运动的医嘱。

（6）PET/CT和PET/MRI检查

1）PET/CT准备和检查总共需要1.5小时左右，PET/MRI时间更长，约2小时。

2）检查当天清晨禁食，可少量饮水。

3）静脉注射同位素示踪剂后需安静休息，不说话，不活动，以免影响检查结果。

4）静脉注射同位素示踪剂后，应注意小便时避免尿液沾染衣物，以免影响检查结果。

（7）^{13}C尿素呼气试验：检查前及检查中均应空腹，2次检查之间不能进食水。

（8）尿液原位杂交荧光显示技术（标本留取注意事项）

1）前1天晚餐后尽量少饮或不饮水。

2）次日清晨收集晨尿，最好是留存在膀胱内4小时内的尿液，将其全部放入容器内送检。

3）早餐后可再留一次小便，放入另外的容器内，注明排尿时间后一并送检。

4）尽量在收集尿液后3小时内送检，时间越短越好。若无法及时送检，务必在4℃条件下保存。

5）如果夜间尿频，无法在清晨一次收集尿液，应将夜间的每次小便用不同的容器收集，并分别注明收集时间，放置4℃冰箱内保存，一并送检。

6）收集尿液的容器应清洁、干燥。

7）女性应排掉前段尿，留取剩余的全部尿液后送检。

8）为了提高检查准确性，应在泌尿系统感染得到控制后再留取尿液。

（张　燕）

第三节　体检结果判读

健康体检的重要意义是对检查结果进行正确的分析和判读，以便及早发现问题、及时追踪。但对大多数老年人来说，普遍存在的现象是检查了好多项目，结果很明确，就是看不懂、难理解，不知道该如何应对。另外，老年人还常因为某些阳性检查结果而受到惊吓，阳性结果有时可多达二三十条，从而担心重病缠身。

事实上，老年人在体检过程中的许多阳性结果多由增龄性改变所致，或者仅是一些敏感性高而特异性差的检验项目。例如，与年轻人相比，尽管老年人头发花白、面部出现老年斑，但这些表现并非疾病所致，更不需要特殊干预。体检报告会罗列一些发现的问题或异常情况，这是在提醒老年人及时专科就诊或随访观察。对于体检报告，老年人也需要仔细阅读，既不可掉以轻心，也不必过度紧张。

39 ｜ 阅读体检报告的一般要求有哪些？

（1）仔细阅读医生所做出的体检结论，妥善保存体检资料。

（2）认真对待医生在改善生活方式方面的建议并逐项实施，如有疑问，应及时与医生沟通。

（3）重视并落实体检医生根据体检结果提出的进一步检查和治疗建议，必要时及时专科就诊，根据专科医生的建议接受进一步检查和合理治疗，以免延误病情。

40 ｜ 如何解读常见的阳性体检结果？

（1）初次发现血压高：许多老年人是在体检时发现血压高的，具体应对措施如下：①如果体检时收缩压＞140 mmHg 和（或）舒张压＞90 mmHg，休息5分钟后复测。如果血压仍然高，需要注意监测血压，在家用袖带式电子血压计每天测一下，如果多次测量结果＞135/85 mmHg，则提示高血压，应去医院就诊。②如果收缩压＞150 mmHg 和（或）舒张压＞90 mmHg，伴有急性症状（如头晕、头痛等），或安静休息后复测血压仍在此标准之上，应接受医学干预。③一般人群的血压目标需控制在140/90 mmHg以下，老年患者（65岁以上）尽量控制在150/90 mmHg以下。

（2）心电图结果异常：心电图是简单、快速、无创的体检项目，对早期发现心脏疾病有重要意义，特别是心电图的动态变化，对于诊断包括冠心病在内的常见心血管疾病既简单、方便，又精准、可靠。正常心电图的节律应是窦性心律，频率（心率）在60～100次/分。

1）期前收缩（又称早搏）：早搏分为房性早搏和室性早搏，根据早搏的频度又分为偶发早搏和频发早搏。精神紧张、劳累或睡眠不足等因素可诱发房性早搏或室性早搏，通常不是器质性心脏疾病的表现，不必过于在意。调整生活方式、注意劳逸结合可作为首选的治疗方案，部分情况下需要进行动态心电图检查，以更详细地了解早搏的起源、数量及发生规律等。对于无器质性心脏病、无症状的偶发早搏，通常不需要干预。

2）窦性心动过缓或过速：窦性心率＜60次/分为窦性心动过缓，＞100次/分为窦性心动过速。一般老年人在安静状态下或者服用药物（如美托洛尔、比索洛尔等β受体阻滞剂）后，可能会出现心动过缓，而各种原因引起的精神紧张可致心动过速，多属于生理性波动，不必过分担心。若出现持续性心动过缓，运动后心率仍不回升，或者出现持续性心动过速，安静或休息后心率仍不下降，需要请心内科医生判断。

3）T波低平：T波低平有多种原因，自主神经功能失调等非心脏因素所致的比例最大，女性更为多见。对于新发的T波改变，需要与既往心电图进行对比分析，如心电图无动态变化，超声心动图显示心脏结构和功能正常，老年人也无临床不适症状，定期复查和评估即可。若一些特定导联上出现典型T波低平，老年人又伴有胸闷等症状，需在专科医生指导下进一步诊治。

4）不完全性右束支传导阻滞：不完全性右束支传导阻滞是指心电激动在右束支的传导速度略慢于左束支，可见于无心脏病的健康人。若出现此种情况，建议对比既往心电图，如果这种现象已存在多年并通过相关检查除外器质性心脏病，则动态观察即可。老年人新近出现不完全性右束支传导阻滞，需定期复查。

5）一度房室传导阻滞：一度房室传导阻滞又称房室传导延迟，属于缓慢性心律失常的一种表现，指房室传导时间延长并超过正常范围，但每个心房激动仍能传入心室，在心电图上表现为P-R间期达到或超过0.20秒（14岁以下儿童为0.18秒），每个P波后均有QRS波下传。此时，患者通常无明显症状，也不需要特殊干预。但这种现象往往反映老年人心脏传导系统功能减退，类似电线老化。如为首次发现，有必要增加动态心电图检查，以更全面地了解心脏的起搏及传导功能。

（3）超声心动图显示"心脏瓣膜轻度反流、舒张功能受损"

1）二尖瓣、三尖瓣、主动脉瓣、肺动脉瓣轻度反流：心脏有2个心房、2个心室，二尖瓣是左心房和左心室之间的"大门"，三尖瓣是右心房和右心室之间的"大门"，主动脉瓣是左心室通往主动脉的"大门"，肺动脉瓣是右心室通往肺动脉的"大门"。"瓣膜轻度反流"的描述，类似于"门关上了仍然透点风"，这是一种生理退化现象，是增龄引发瓣膜硬度增加的表现，而不是器质性的心脏瓣膜病。这如同装修房子时新安装的门窗，在对合时也难以做到"严丝合缝"，但即便如此，也不影响屋内的正常气流。若多次体检提示瓣膜轻度反流变化不大，可更加放心。

如果报告中有下述描述应引起注意并到专科就诊：①心脏瓣膜中度反流或重度反流；②心房增大或心室增大。此时应由医生进一步确诊，并指导后续随访计划。

2）左心室舒张功能减退：若体检报告显示"E/A＜1"，是超声心动图二尖瓣血流频谱的E峰减低而A峰增高，致使E/A＜1，提示左心室舒张功能减退。老年人随年龄增长，心室舒张功能会有轻度减低，属于正常生理性改变，如无其他异常，不属于器质性心脏病。

（4）发现腔隙性脑梗死：腔隙性脑梗死是指大脑半球或脑干深部直径＜15毫米的小梗死，多由小穿通动脉闭塞所致，属于小卒中。其症状和体征与梗死部位有关，可有单纯单侧感觉障碍或单侧运动障碍，若位于非功能区，大多无症状，仅在颅脑MRI或CT检查时发现。老年人陈旧性腔隙性脑梗死很常见，仅需控制高血压、糖尿病、血脂异常等危险因素，并结合适当运动、合理饮食和睡眠，以及口服阿司匹林或氯吡格雷等抗血小板药物治疗。

如果查体时磁共振检查发现大脑陈旧性缺血灶，是尚未达到梗死标准的缺血性改变，在老年人中比较常见，无明确临床意义，一般无须处理。

（5）发现颈动脉斑块：颈动脉斑块的检出率随年龄增长而增高，50岁以上人群颈动脉斑块检出率＞50%，70岁以上人群很少没有颈动脉斑块的情况。通过颈动脉超声检查出斑块后，不必紧张。如果有斑块、无狭窄，血脂又不高，定期复查即可；如果斑块呈低回声、多发性，有狭窄但狭窄程度＜50%，血脂异常且有症状（如头晕、头痛等），需要由医生进行干预治疗；如果斑块面积较大，狭窄程度＞50%，此时即使没有症状，也必须及时就诊并积极治疗。

（6）体检报告中的肺部病变

1）肺磨玻璃结节：随着影像学技术的发展及低剂量CT扫描的普及，肺结节的检出率明显升高，肺结节的临床判断与决策也已成为困扰临床医生和患者的常见问题。2015年4月发表于《中华放射学杂志》的《肺亚实性结节影像处理专家共识》强调，出现以下变化提示恶性肺小结节：①磨玻璃结节增大；②结节稳定并密度增高；③结节稳定或增大，并出现实性成分；④结节缩小但病灶内实性成分增大；⑤结节具备其他形态学的恶性征象。以下特点提示良性磨玻璃密度结节：①病灶形态短期内变化明显，无分叶或出现极深度分叶，边缘变光整或变模糊；②密度均匀，密度变淡；③随访中病灶缩小（密度没有增高）或消失；④随访中病灶迅速变大（倍增时间＜15天）；⑤病灶长期稳定。实性结节2年无变化提示良性的观点，并不适用于磨玻璃密度结节，这是因为处于原位腺癌和肺微浸润腺癌阶段的磨玻璃密度结节，可长期稳定。

2）肺纤维条索影或炎性肉芽肿：随着年龄增长，肺CT检查常发现肺纤维条索影、炎性肉芽肿，或者提示陈旧性病变，这往往是由于既往肺部炎症遗留的瘢痕所致，一般无特殊意义，定期复查、随访即可。如有新发结节病灶、斑片影、局灶性磨玻璃影，应及时到呼吸内科就诊。

（7）肝肾囊肿是否是良性：超声、CT、MRI的检查报告中常出现肝囊肿、肾囊肿的诊断，有时候在囊肿前还有"多发"的前缀，这在老年人中十分常见，不用过于紧张。囊肿通常属于良性病变，多数情况下无须处理。若囊肿直径＞5厘米并对肝肾组织压迫明显或有症状时，需专科评估；若囊肿进行性增大、囊内出现血流信号、囊壁增厚时，须密切观察，并由医生给出进一步处理意见。

（8）胃肠道息肉是否是良性：息肉属于良性病变，应在内镜下钳除、电灼或切除。病理检查多为炎性增生性息肉和腺瘤性息肉。腺瘤性息肉又分为绒毛状息肉、管状息肉和混合性息肉。绒毛状息肉、混合性息肉和直径＞1厘米息肉的癌变率相对较高，必须积极处理并随访观察。有结肠癌家族史的个体更应重视，短期内应每年1次复查胃肠镜。复查后未再出现新发息肉，可逐渐延长复查间隔时间。

（9）肠憩室是否是良性：腹部CT或者肠镜检查后提示的结肠憩室，为先天形成的良性病变，一般不伴有临床症状，也不需要特殊处理。但如果为口小腔大类型的憩室，则易发生憩室炎。若出现腹痛、出血等症状时需要就医治疗。

（10）脂肪肝的危害：脂肪肝是肝细胞内脂肪堆积过多形成的一种可逆性病变，多于超声检查时发现。轻度脂肪肝多无临床症状，中、重度脂肪肝可有类似慢性肝炎的表现，如食欲减退、疲倦乏力、恶心、肝区或右上腹隐痛等，化验检查可有转氨酶升高。

脂肪肝可分为非酒精性脂肪肝和酒精性脂肪肝。前者主要与超重、营养过剩，以及糖尿病、高血压、血脂异常等疾病有关，后者则由长期酗酒所致。

脂肪肝是肝纤维化、肝硬化甚至肝癌的一个重要病因，应及时治疗。轻症者可通过改善生活方式（低脂饮食、避免饮酒、增加运动等）来治疗，中、重度脂肪肝应在专科（消化科）医生的指导下治疗。防治脂肪肝的关键在于减轻和控制体重，可通过控制饮食、避免饮酒及加强体育锻炼来实现。

（11）胆囊结石是否需要治疗：胆囊结石多见于成年人，根据其组成成分的不同可分为胆固醇结石、胆色素结石和混合性结石，其中以胆固醇结石最为常见。由于结石成分不同，其CT表现也不同：①胆固醇结石表现为胆囊内低于胆汁密度的圆形或卵圆形透亮影；②胆色素结石含钙质成分多，故表现为高密度影；③混合性结石表现为结石与胆汁密度相似，CT平扫不易发现。

如发现胆囊结石，无症状者需要低脂饮食并密切观察，每6个月复查超声或者CT。如有腹痛、消化不良等表现，特别是突发右上腹痛伴有黄疸、发热，应考虑急性胆囊炎发作。另外，胆囊结石患者还要警惕胆囊结石诱发的胆源性胰腺炎，后者须紧急就诊治疗。

（12）甲状腺结节是否都是良性：甲状腺结节可见于多种甲状腺疾病，多发结节比单发结节的发病率高，但单发结节发展为甲状腺癌的风险更大。多数甲状腺结节为良性，如果结节偏硬、有血流、伴沙砾样钙化、短期内明显增大、伴有疼痛或有颈部压迫感等，均应及时到内分泌科或普外科就诊，进行甲状腺相关血液学检查，并酌情选择甲状腺磁共振、同位素扫描等特殊检查，必要时还需要穿刺活检，以进一步明确诊断。

（13）前列腺增生的危害：前列腺增生是男性随年龄增长而发生的一种增龄性疾病，目前尚无有效方法阻止或逆转增生的进程。如果仅仅是在超声检查或MRI检查时提示前列腺增生，体格检查时没有前列腺结节性改变、结节硬度变化不大及血液中的前列腺特异性抗原、游离PSA正常，考虑为良性前列腺增生。此时，若患者无排尿中断、排尿困难、夜尿增多以及尿频、尿急、血尿等症状，通常不需要特殊处理，只需定期观察，每年复查前列腺超声及前列腺特异性抗原即可。如有上述症状或检查异常，应到泌尿外科就诊，以指导进一步检查治疗。

（14）脊柱、关节退行性变：脊柱、关节退行性变多为40岁以上年龄组人群的常见影像学检查征象。X线表现为脊柱生理弯曲度变直、椎间隙变窄、椎间盘内真空现象及膝关节骨质增生等，但不能直接显示椎间盘、韧带、小关节囊、硬膜囊及脊髓的改变。CT、MRI可清楚地显示组织的改变。然而，MRI报告的医学术语常使人紧张，如"椎间盘膨出""韧带撕裂""关节腔积液"等，事实上，这些表现多属于老年人的退行性改变，不必十分在意和特殊干预，但若出现腰痛、腿麻、间歇性跛行等新发症状，需要到骨科就诊并接受指导。

（15）骨密度检查发现骨量减少是否需要治疗：骨密度检测结论有3种，即正常、骨量减少和骨质疏松。老年人体检报告上多显示"骨量减少"，需自行增加含钙饮食、适量运动、多晒太阳、避免饮用碳酸饮料等，一般不需要医学干预，但要在定期体检时复查。

（16）初次发现血脂异常：不必太过紧张，建议间隔1～2周后，在同一家医院再次抽血复查。如果血脂仍异常，可通过改善生活方式（如控制饮食和增加运动）来调整。1～2个月后再次复查，如血脂仍异常，应就诊心内科，医生会根据每个人的心血管危险因素确定是否需要进行药物治疗以及目标值定为多少比较合适。

（17）糖耐量异常是否是糖尿病：糖耐量异常和空腹血糖受损统称为糖尿病前期，还不是真正的糖尿病。糖尿病前期和中心性肥胖患者是2型糖尿病重要的高危人群，糖耐量异常人群每年有6%～10%的个体会进展为2型糖尿病，因此，建议此类人群每年复查血糖。糖尿病前期患者应当去医院就诊，积极进行生活方式干预和治疗。

（18）凝血指标轻微异常：凝血指标检测易受多种因素影响。体检时出现的个别指标轻微异常，一般不具有临床意义，定期复查即可；如有凝血指标明显异常或伴有皮肤瘀斑、瘀点及牙龈出血等症状，或者正在服用抗血小板或抗凝药物，应及时到血液专科就诊。

（19）肿瘤标志物：主要指癌细胞分泌或脱落到体液或组织中的物质，或者是宿主对体内新生物的反应而产生并进入体液或组织中的物质。这些物质有的不存在于正常人体内，仅存在于胚胎组织中；有的在肿瘤患者体内的含量超过正常人体的含量。肿瘤标志物在肿瘤普查、诊断、判断预后和转归、评价治疗疗效、高危人群筛查及随访等方面，都具有较大的实用价值。除常用的11项肿瘤标志物（表2-3-1）外，还有1项常用指标——铁结合蛋白，它存在于各种组织中，病理状态下释放到血液中的数量增加。铁结合蛋白不是肿瘤特异性标志物，但在多种恶性肿瘤患者的血液中均有不同程度的升高。

表2-3-1　常用肿瘤标志物及相关肿瘤

肿瘤标志物	中文名称	相关肿瘤	影响因素
CEA	癌胚抗原	CEA为广谱肿瘤标志物，肺癌、大肠癌、胰腺癌、胃癌、乳腺癌、甲状腺髓样癌等都与其相关	吸烟者假阳性较多，妊娠期妇女及患有心血管疾病、糖尿病、非特异性结肠炎时也可升高
AFP	甲胎蛋白	主要相关肿瘤：肝细胞癌和生殖细胞癌 其他相关肿瘤：胚胎癌、卵巢畸胎瘤、胃癌、胆管癌、胰腺癌	肝炎、肝硬化、肠炎及遗传性酪氨酸血症等可升高；妊娠期也可一过性升高
t-PSA	总前列腺特异性抗原	主要相关肿瘤：前列腺癌 其他相关肿瘤：某些妇科肿瘤、多囊卵巢综合征、乳腺癌	前列腺炎、前列腺肥大可升高

（待续）

（续表）

肿瘤标志物	中文名称	相关肿瘤	影响因素
f-PSA	游离前列腺特异性抗原	主要相关肿瘤：前列腺癌 其他相关肿瘤：妇科肿瘤和乳腺癌	前列腺增生时可升高；f-PSA/t-PSA≤15%提示前列腺癌可能性较大
CA19-9	糖类抗原19-9	主要相关肿瘤：胰腺癌、胆管癌、结直肠癌 其他相关肿瘤：肝癌、胆囊癌、胆管癌	消化系统的良性疾病可升高；10%的胰腺炎患者可中度升高
CA125	糖类抗原125	主要相关肿瘤：卵巢癌 其他相关肿瘤：肺癌、胰腺癌、乳腺癌、肝癌、胃肠道恶性肿瘤、子宫癌	女性盆腔炎、子宫内膜异位症、行经期、卵巢囊肿、子宫肌瘤、慢性肝炎、胰腺炎、胆囊炎、肺炎、胸腔积液等都可升高
CA153	糖类抗原153	主要相关肿瘤：乳腺癌 其他相关肿瘤：肺癌、卵巢癌、肺腺癌、结直肠癌	良性乳腺疾病、子宫内膜异位症、卵巢囊肿时可升高
CA724	糖类抗原724	主要相关肿瘤：胃癌 其他相关肿瘤：胃肠道癌、乳腺癌、肺癌、卵巢癌	良性疾病的影响较小
CYFRA21-1	细胞角质蛋白19片段抗原21-1	主要相关肿瘤：肺鳞癌、宫颈癌、食管癌 其他相关肿瘤：膀胱癌、鼻咽癌、卵巢癌、胃肠道癌	肝炎、胰腺炎、肺炎、前列腺增生时可有一定程度的升高
SCC	鳞状细胞癌相关抗原	主要相关肿瘤：宫颈鳞癌 其他相关肿瘤：肺鳞癌、头颈部鳞癌、食管癌及外阴部鳞状细胞癌	肝炎、肝硬化、肺炎、结核病时可升高
NSE	神经元特异性烯醇化酶	主要相关肿瘤：小细胞肺癌 其他相关肿瘤：肺腺癌、大细胞肺癌、神经系统肿瘤	溶血和采血后搁置时间过长，分离血浆、血清或离心不当致使细胞破坏，均可使其升高

（20）如何看待肿瘤标志物增高

1）肿瘤标志物重要但不绝对：肿瘤标志物是辅助诊断肿瘤的重要指标，肿瘤标志物增高提示罹患肿瘤的可能性增大，但需结合其他检测方法，如胃肠镜、CT、B型超声甚至PET等，以综合判断有无肿瘤发生。

2）肿瘤标志物水平受非肿瘤因素影响：若单项肿瘤标志物水平轻度增高，但全面体格检查未发现明显异常，提示此标志物水平升高可能由非肿瘤因素引起，此时定期复查、密切随访即可。

3）动态变化趋势比静态水平升高的价值更大：肿瘤标志物水平的进行性增高，提示肿瘤的可能性较大，而一过性升高或进行性下降，提示肿瘤的可能性较小。

4）多项标志物水平的联合升高比单项升高的价值更大：多项相关的肿瘤标志物水平同时增高，较单项指标增高提示肿瘤的可能性更大。

5）肿瘤标志物水平可反映肿瘤进展：在已确诊肿瘤的患者中，肿瘤标志物水平的变化可作为判断肿瘤治疗是否有效、肿瘤进展与否的参照指标。

（王小丹　李小鹰）

第三章

老年人健康防病常识

第一节　老年人常见心脑血管及代谢性疾病

一、冠心病

41 | 什么是冠心病？

"冠心病"是一个大家都耳熟能详的疾病名称，这是因为冠心病有着很高的发病率和病死率。《中国心血管病报告2018》显示，2013年中国大陆15岁以上人口冠心病的患病人数为11 396 104人。另外，冠心病还有很高的致死风险，尤以急性发作的冠状动脉事件为著。根据《2017中国卫生和计划生育统计年鉴》公布的数据（图3-1-1），2016年中国城市居民冠心病死亡率为113.46/10万，农村居民冠心病死亡率为118.74/10万。冠心病若错失早期诊断和规范有效的治疗，不仅可以发生急性心肌梗死，还可以进展

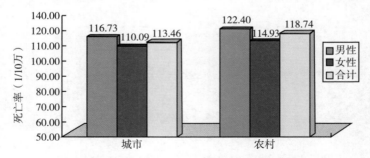

图3-1-1　2016年中国城乡不同性别人群冠心病死亡率

资料来源：国家卫生和计划生育委员会. 2017中国卫生和计划生育统计年鉴. 北京：中国协和医科大学出版社，2017.

为心力衰竭和恶性心律失常，甚至发生猝死。

那么，到底什么是冠心病呢？生命的维系需要心脏有规律、持续性地收缩和舒张，为全身脏器、组织输送血液、氧气及营养物质。要维持这种持续性的收缩和舒张，心脏本身也需要消耗血液里大量的氧气和能量。心脏自身的滋养动脉，即输送血液、氧气及营养物质到达心肌组织的血管，称为冠状动脉。

正常情况下，冠状动脉内壁光滑平整，可以保证血流顺畅通过，满足心肌细胞维持正常收缩和舒张功能的需求。如果冠状动脉出现了狭窄或闭塞，导致血流减少甚至完全中断，血管供应区域内的心肌无法获得必需的氧气和营养物质的供给，会引发一系列由于缺血而导致的病症，包括隐匿性冠心病、心绞痛、心肌梗死、缺血性心肌病及冠状动脉性猝死，这些均统称为冠状动脉性心脏病，简称冠心病。

冠心病的病理基础是粥样硬化病变导致的冠状动脉狭窄、斑块破裂及血栓形成，也有一部分是在冠状动脉粥样硬化基础上继发的血管痉挛。

42 | 哪些人易患冠心病？

冠心病的发生与冠状动脉粥样硬化有密切联系，而冠状动脉粥样硬化常与下列因素相关。

（1）年龄：冠心病的发病率随年龄增长而增加，病变程度也随年龄增长而加重。有资料表明，自40岁开始每增加10岁，冠心病的患病率会增加1倍。男性50岁和女性绝经期后，冠状动脉粥样硬化的发生、进展较快。冠心病的特殊类型——心肌梗死的发病风险，也随年龄的增长而增加。

（2）性别：冠心病以男性患者居多，男女比例为2∶1。女性绝经期后因雌激素水平下降，高密度脂蛋白减少，冠心病发病率显著升高。

（3）遗传：早发冠心病家族史，即家族中的直系亲属在50岁之前就已明确诊断为冠心病，此直系亲属冠心病风险增加5倍。目前研究人员已发现200种以上与人类动脉粥样硬化相关的易感或突变基因。

（4）血脂异常：遗传因素、脂质摄入过多或脂质代谢异常都可导致血脂异常，表现为总胆固醇、甘油三酯及低密度脂蛋白胆固醇的增高和（或）高密度脂蛋白胆固醇的降低，这是冠心病重要的危险因素。其中，血浆中的低密度脂蛋白胆固醇含量越高，发生冠心病的危险性就越大。低密度脂蛋白胆固醇是动脉粥样硬化最强的致病因素。

（5）高血压：血压升高与冠心病密切相关。冠心病患者中60%以上合并高血压；与正常血压者相比，高血压患者的冠心病风险增加3～4倍。

（6）糖尿病：血糖升高造成的血管内壁损伤，会促进血液中的脂质向血管壁内浸润，从而引发及恶化动脉粥样硬化病变。升高的血糖还可促使血栓形成，引起冠状动脉闭塞而发生急性心肌梗死。糖尿病患者的冠心病发病率较无糖尿病者高数倍。

（7）吸烟：吸烟者与不吸烟者相比，冠心病发病率和病死率均可增加2～6倍，并与每天吸烟数量成正比。吸烟可损坏动脉内壁完整性，加速动脉粥样硬化的形成。在35～45岁年龄段，吸烟者死于冠心病的人数是不吸烟者的5倍以上。

（8）超重与肥胖：体重指数是衡量超重或肥胖最简单、最快捷的方法。中国人的体重指数≥24.0，定义为超重；体重指数≥28.0，定义为肥胖。超重或肥胖，尤其是腹型肥胖者，冠心病发生风险显著增加。

（9）职业与性格：长期从事久坐不动工作的个体，罹患冠心病的可能性远比从事体力劳动者的要大。此外，A型性格个体的冠心病发病风险也显著增加。A型性格者的两个主要特点是"时间紧迫感"和"过分竞争性与敌意",表现为易激动，急躁，过分苛求自己，希望得到他人的重视，以事业上的成功与否作为评判人生价值的标准，总把日常生活和工作日程安排得满满当当，不知道放松自己，容易焦虑、抑郁。

综上所述，不可控制或不可改变的冠心病易患因素有年龄、性别、遗传等，可控制或可改变的因素有血脂异常、高血压、糖尿病、吸烟、超重/肥胖、职业及性格等。通过了解可变与不可变因素，有利于早期预防，从而减少冠心病的发生。

43 | 冠心病有哪些常见表现？

一些冠心病患者在日常生活中可能不会出现明显的不适症状，但在接受普通心电图和（或）动态心电图检查时，可表现出心肌缺血改变，这种类型的冠心病称为无症状性心肌缺血或隐匿性冠心病，多见于老年人、糖尿病患者及女性患者。

多数冠心病患者在发生心肌缺血时，会出现发作性胸痛、憋气、出汗等症状，称为缺血性胸痛。典型的缺血性胸痛多发生于胸骨后或心前区，疼痛性质为憋胀感、挤压感、烧灼感或窒息感，极少表现为点状刺痛，疼痛可放射至颈部、下颌、上腹部、肩胛间区、肩部或上臂等部位，严重者可伴烦躁、出汗、恶心、呕吐甚至濒死感。缺血性胸痛大多有诱发因素，多在劳累、情绪激动、饱食、寒冷刺激时出现。发作多持续数分钟，静止休息后多自行缓解，舌下含服硝酸甘油可加速症状缓解。

若长期心肌缺血未得到控制，冠心病还可并发心力衰竭，表现为活动后胸闷、气短、心悸，甚至出现下肢水肿等。还有些冠心病患者表现为各种恶性心律失常，包括室性心动过速、心室颤动等，严重者会发生心源性猝死。

44 | 如何判断自己已罹患冠心病？

（1）抓线索苗头：有发作性胸痛、胸闷症状，尤其是胸骨后或心前区部位典型疼痛，活动或情绪激动后诱发，应怀疑为冠心病缺血性胸痛。此时，应尽早到医院就诊并做进一步排查。这一步至关重要。

（2）简便易行可做心电图：心电图使用方便，普及率高，是冠心病诊断中安全且常用的方法。当患者病情变化时，可描记的心电图可及时捕捉缺血性改变，还可以通过心电图的前后对比来进行动态观察。发生心绞痛时，心电图多有明显的变化，但症状缓解后很快恢复正常。因此，普通心电图在正常情况下并不能完全排除冠心病。另外，心电图记录的心电活动可受多种因素影响，不能仅凭一些不具有特异性的心电图改变就简单地诊断为冠心病。可见，普通心电图用于冠心病诊断时有其局限性。

（3）深入排查可行心电图负荷试验：药物负荷心电图、运动平板心电图、踏车心电图等检查，可以人为且可控地增加心脏负担，以诱发潜在的心肌缺血，同时用心电图记录下来。心电图负荷试验提高了心电图诊断冠心病的阳性率和准确率。阳性往往提示已经有明显的冠状动脉粥样硬化及狭窄，必要时可进一步行冠状动脉血管影像检查，以了解冠状动脉血管的具体病变情况。需要注意的是，由于受到检查条件及患者可耐受程度的影响，即使负荷心电图结果阴性，也不能完全排除冠心病的可能。由于心电图负荷检查需要一定负荷的运动强度来诱发心肌缺血，具有一定的风险，因此，在做心电图负荷检查前，检查者需要对被检者做好风险评估及相关处理的准备，检查过程中需要有专业人员对患者进行心电、血压监测及整体状态的评估。

（4）超声心动图检测：超声心动图可以了解心脏收缩、舒张功能及心脏室壁运动状态。如果存在心肌缺血或心肌坏死，超声心动图可发现心脏收缩时室壁收缩减弱、不运动或反向运动，即节段性运动异常。超声心动图还可定量评价心肌缺血、坏死后的心室收缩功能的下降程度。另外，超声心动图负荷试验（包括药物负荷、运动负荷），可提高对缺血或坏死心肌的检出率。

（5）直接观察冠状动脉血管：目前观察冠状动脉血管的检查有冠状动脉磁共振血管成像、冠状动脉CT血管成像和冠状动脉造影，这3种检测方法的准确性和可靠性依次递增。冠状动脉造影是判断冠状动脉病变程度和病变性质最准确的检查，而且是诊断冠心病的"金标准"。相对而言，冠状动脉磁共振血管成像和冠状动脉CT血管成像作为冠心病的筛查方法，准确性也较高，且简便、无创。

45 | 冠心病有哪些类型？

传统上，冠心病可分为5种临床类型：隐匿性或无症状性冠心病、心绞痛、心肌梗死、缺血性心肌病和心源性猝死。

近年来，随着对冠心病发生机制认识的不断深入，根据其发病特点和治疗原则的不同，又将冠心病分为两大类，即慢性心肌缺血综合征和急性冠状动脉综合征。

慢性心肌缺血综合征包括稳定型心绞痛、缺血性心肌病和无症状性冠心病。急性冠状动脉综合征包括不稳定型心绞痛、非ST段抬高型急性心肌梗死和ST段抬高型急性心肌梗死。根据不稳定型心绞痛的疼痛发作频率、持续时间及疼痛强度变化，又可分为初发型心绞痛、恶化型心绞痛和静息型心绞痛。急性冠状动脉综合征的不同临床类型都有共同的发病机制，即在冠状动脉粥样硬化病变的基础上，斑块出现破裂、糜烂或溶蚀，引起相应部位冠状动脉内急性血栓形成，血管管腔缩窄且快速加重，甚至完全或次全闭塞，导致严重心肌缺血、损伤或坏死。

46 | 心绞痛和心肌梗死在临床表现上的异同有哪些？

　　心肌梗死早期症状与心绞痛相似，都表现为胸骨后疼痛，但两者存在多处不同。

　　首先，症状特点不同。如果冠状动脉仅有重度狭窄，尚未完全闭塞，患者多表现为在劳累、情绪激动、饱食、寒冷刺激时出现发作性胸痛、胸闷症状，性质呈挤压痛、闷痛或钝痛，休息或含服硝酸甘油后很快缓解，持续时间多在3～5分钟，很少超过20分钟，这种胸痛归属于心绞痛。当冠状动脉在粥样硬化基础上突发急性血栓形成，血流完全阻断，远端心肌组织血流供应中断并持续不恢复，就会出现闭塞远端心肌损伤、坏死，称为心肌梗死。心肌梗死时的胸痛程度更严重，常表现为剧烈的压榨样疼痛，持续时间更长，休息或含服硝酸甘油无效，常合并烦躁、出汗、恶心、呕吐及濒死感等。

　　其次，除胸痛程度、持续时间不同外，心绞痛和心肌梗死在心电图改变上也有显著区别。心绞痛常在相关导联有可逆的缺血性改变，而心肌梗死往往表现为典型的一系列演变过程。

　　最后，心肌细胞内的一些特有成分，在心肌细胞损伤、坏死时，可释放至血液中，这时可通过特定的检测方法对其进行定量分析。这些特异性较高的心肌细胞成分，又被称为心肌标志物，如肌酸激酶同工酶、肌钙蛋白I、肌钙蛋白T等。心绞痛发生时仅有心肌缺血，并无心肌坏死，血液中的心肌标志物不会升高；而心肌梗死时，随梗死范围大小不同，心肌标志物可有不同程度的升高，其升高幅度常与心肌坏死范围呈正比。

47 | 如何预防冠心病的发生？

冠心病的预防分2个层级：①预防和控制冠心病的各种危险因素，阻断冠心病的发病进程；②对已经存在的冠心病，采用综合治疗的方法，控制心肌缺血，防控心肌梗死，改善症状及预后，降低病死率和病残率。前者称为冠心病一级预防，后者称为冠心病二级预防。

（1）冠心病一级预防

1）筛查冠心病易患人群：对有早发冠心病家族史者、50岁以上男性及绝经期后女性，应定期检测血脂、血糖、血压，定期进行心电图、超声心动图等检查，以评价冠心病的患病风险。

2）控制易患因素：对有糖尿病、血脂异常、高血压等冠心病危险因素者，应尽早控制血糖、血脂、血压至正常范围内。

3）调整生活方式：吸烟者应尽早戒烟，限制饮酒量或不饮酒，每天保持适度运动量，超重或肥胖者要逐渐减重。

4）合理膳食：控制膳食总热量，预防超重与肥胖。有血脂异常者，应清淡饮食，控制脂质尤其是动物性脂肪和高胆固醇食物的摄入；高血压患者应限盐，每天食盐摄入量不超过6克；糖尿病患者应限制碳水化合物的摄入。

5）调节情绪和睡眠：日常工作、生活中要注意心态平和，避免过度劳累和情绪激动，注意劳逸结合，保证优质睡眠。

（2）冠心病二级预防：对于已经诊断明确的冠心病患者，除了一级预防的注意事项外，还要做到以下几点。

1）消除冠心病缺血症状发作的诱发因素，避免过于劳累、情绪激动、饱餐、便秘、寒冷刺激等。

2）严格控制冠心病发生、发展的危险因素。如果有高血压、血脂异常、糖尿病等疾病，应将血压、血脂、血糖控制在理想范围内。通常，冠心病患者的低密度脂蛋白胆固醇应控制在 2.6 mmol/L 以下，对有心肌梗死病史、已行冠状动脉支架置入术或冠状动脉旁路移植术（又称冠状动脉搭桥术）的患者，低密度脂蛋白胆固醇应更为严格地控制在 1.8 mmol/L 以下。

3）严格遵医嘱行药物治疗，定期到医院就诊、复查。

48 | 如何治疗冠心病？

（1）胸痛急性发作时的治疗：如考虑为缺血性胸痛时，可采取以下措施。

1）一般措施：立即停止运动，原地站立，稍后坐下或躺下，安静休息。

2）药物治疗：舌下含服硝酸甘油1片，一般1～2分钟即可起效；如不能缓解胸痛发作，3～5分钟后可再含服1片；如胸痛持续不缓解，应立即拨打120寻求专业医疗救助；如身边没有硝酸甘油，也可含服速效救心丸。

（2）药物治疗：冠心病药物治疗的目的是缓解症状，减少心绞痛的发作及预防心肌梗死，阻断或延缓冠状动脉粥样硬化病变的发展，减少冠心病死亡率。规范的药物治疗，可有效改善患者的临床症状，预防急性缺血事件，降低病死率。药物治疗是所有治疗的基础，即使已行冠状动脉支架置入术或冠状动脉搭桥术，也要坚持长期的标准药物治疗。一些冠心病患者，通过药物治疗可较理想地控制症状，并控制疾病的进展，而另一些患者，单纯药物治疗的效果并不理想，需要在药物治疗基础上，选择冠状动脉支架置入术或冠状动脉搭桥术。

1）硝酸酯类药物：主要有硝酸甘油、硝酸异山梨酯、5-单硝酸异山梨酯、长效硝酸甘油制剂（硝酸甘油油膏或橡皮膏贴片）等。硝酸酯类药物是稳定型心绞痛患者的常规用药。舌下含服或喷雾用硝酸甘油仅作为心绞痛发作时的症状缓解用药，也可于运动前数分钟使用，以减少或避免心绞痛发作。长效硝酸酯类药物不适用于心绞痛急性发作时的治疗，而适用于心肌缺血和心绞痛的长期治疗，可降低心绞痛发作频率和程度，并增加运动耐量。

2）抗血小板药物：冠状动脉粥样硬化斑块破裂或糜烂后，血液中的止血成分——血小板迅速聚集在破口处并形成血栓，导致管腔急性闭塞或重度狭窄，从而引发冠心病急性事件。因此，冠心病患者应口服抗血小板药物以预防血栓形成。常用抗血小板药物有阿司匹林肠溶片、硫酸氢氯吡格雷片、替格瑞洛等，这类药物可抑制血小板聚集，从而避免血栓形成而闭塞血管。冠心病患者若无抗血小板药物的禁忌证时，应长期服用此类药物。阿司匹林为首选药物，最佳剂量为每天75～150毫克（常用剂量为每天100毫克）。阿司匹林会对胃肠道产生刺激，胃肠道溃疡者应慎用。不能耐受阿司匹林的冠心病患者，可改用氯吡格雷作为替代药物。冠状动脉支架置入术后，应坚持阿司匹林联合应用氯吡格雷或替格瑞洛，通常需要6个月至1年的时间。

3）β受体阻滞剂：β受体阻滞剂既有抗心绞痛作用，又能降血压、预防心律失常。如无禁忌证，β受体阻滞剂应作为稳定型心绞痛的初始治疗药物，尤其适合于合并高血压者。β受体阻滞剂的剂量应个体化选择，由较小剂量开始逐渐递增。常用药物有美托洛尔、阿替洛尔和比索洛尔，以及兼有α受体阻滞作用的卡维地洛、阿罗洛尔等。β受体阻滞剂不宜用于严重心动过缓、高度房室传导阻滞及病态窦房结综合征的患者。

4）钙通道阻滞剂：钙通道阻滞剂通过改善冠状动脉血流和减少心肌耗氧，发挥缓解心绞痛的作用，对变异性心绞痛或以冠状动脉痉挛为主的心绞痛，也都有良好的疗效。钙通道阻滞剂中，应首选地尔硫䓬。

5）调脂治疗：调脂治疗适用于所有冠心病患者。冠心病患者应在改变生活方式的基础上，针对低密度脂蛋白胆固醇的目标水平，使用他汀类药物，以降低冠心病的不良事件和死亡率。他汀类药物能有效降低总胆固醇和低密度脂蛋白胆固醇水平，减少心血管事件发生，还具有延缓斑块进展、稳定斑块及抗炎等有益作用。对于有心肌梗死病史、已行冠状动脉支架置入术或冠状动脉搭桥术的患者，应将低密度脂蛋白胆固醇控制在1.8 mmol/L以下。

（3）冠状动脉血运重建：对于部分血管病变严重甚至完全阻塞的患者，在药物治疗的基础上，恢复冠状动脉血流即血运重建尤为重要。血运重建治疗不仅可以改善症状，还可以进一步降低这类患者的病死率。目前，血运重建可通过2种方式实现，分别为经皮冠状动脉介入治疗和冠状动脉旁路移植术。

1）经皮冠状动脉介入治疗：简单来说，经皮冠状动脉介入治疗包括冠状动脉球囊扩张术和冠状动脉支架置入术。随着技术的进步，经皮冠状动脉介入治疗作为一种微创心脏手术在临床上的应用日益广泛。经皮冠状动脉介入治疗需要经皮肤穿刺动脉（股动脉或桡动脉），在X线下将特制的球囊、支架等器械输送到冠状动脉病变处，对狭窄或闭塞部位进行处理，还可根据病变具体情况结合使用血栓抽吸术、旋磨术等技术。

2）冠状动脉搭桥术：一种通过外科开胸手段，用其他部位正常的动脉或静脉血管替代病变处血管，从而恢复冠状动脉正常血流，改善心肌血液供应，提高生活质量和减少冠心病死亡风险的手术。主要适用于心脏左主干病变、严重钙化病变及三支或多支血管弥漫性病变。

（高　伟　骆雷鸣）

二、脑卒中

49 | 什么是脑卒中？

　　脑卒中又称中风、脑血管意外，是一种急性脑血管疾病，是由于脑部血管突然破裂或阻塞导致血液不能进入大脑而引起脑组织损伤的一组疾病，包括缺血性脑卒中和出血性脑卒中。缺血性脑卒中的发病率高于出血性脑卒中，占脑卒中总数的60%～70%。颈内动脉和椎动脉狭窄或闭塞可引起缺血性脑卒中，多发于40岁以上人群，男性较女性为多，严重者可引起死亡。出血性脑卒中的死亡率高于缺血性脑卒中。调查显示，脑卒中已成为我国位居第一的死亡原因，也是致中国成年人残疾的首要原因。脑卒中具有发病率高、死亡率高及致残率高的特点。资料显示，我国脑卒中每年新发病例高达130万，其中约1/3死于急性期，加上晚期死于各种并发症的患者，每年约100万人死于脑卒中。存活的患者中，有70%以上会遗留不同程度的残疾，其中约40%为重度残疾，约10%呈卧床状态。因此，脑卒中是危害人类特别是中国人生命和健康的重要疾病，应引起高度重视。不同类型的脑卒中治疗方式不尽相同，由于一直缺乏有效的治疗手段，目前的观点认为预防是最有效的手段。在脑卒中众多的可控性危险因素中，高血压所占的权重最大。因此，降压治疗对预防脑卒中发病和复发尤为重要。加强对脑卒中危险因素及先兆症状的全民知识普及，有利于脑卒中的防控。

50 | 脑卒中的病因是什么？

（1）血管性危险因素：脑血管动脉粥样硬化是脑卒中的根本原因。发生动脉粥样硬化的脑血管往往管壁凹凸不平、弹性消失、管腔狭窄，有的部位还会形成小的突起，称粟粒状动脉瘤，如同长期"锈蚀的水管"。这种病损的血管在某些外因作用下，如血压波动（血压突然升高或降低）、血液黏滞度升高等，有可能破裂或堵塞。脑血管破裂就会造成脑出血，而脑血管堵塞就会形成脑梗死。心房颤动患者容易发生心房内的附壁血栓，栓子脱落后可堵塞脑血管，这也是缺血性脑卒中常见的病因。脑卒中的其他因素还有高血压、糖尿病、高脂血症等，其中高血压是中国人群脑卒中发病的最重要危险因素，尤其是清晨血压的显著升高，会显著增加脑卒中的风险。研究发现，清晨高血压是脑卒中事件最强的独立预测因子，清晨时段发生缺血性脑卒中的风险是其他时段的4倍。

（2）人口学因素：研究发现，我国人群脑卒中发病率高于心脏病，与欧美人群相反。

（3）不良生活方式：通常情况下，若同时存在多个危险因素（如吸烟、不健康饮食、肥胖、缺乏适量运动、精神压力过大、过量饮酒及高同型半胱氨酸等），或者患者自身存在一些基础疾病（如高血压、糖尿病、高脂血症等），都会增加脑卒中的发病风险。

51 | 脑卒中有哪些临床症状？

大脑是人体最精细的器官，不同的脑区或不同的部位支配不同的神经功能，如肢体活动、语言、身体的冷热觉等。脑出血或脑梗死破坏了哪部分脑组织，就会造成相应部位的神经功能缺损，如肢体活动障碍、语言障碍或吞咽困难等。发生脑卒中后，常见的症状如下：①头晕，尤其是会突然感觉眩晕；②肢体麻木，突然感觉一侧面部或手脚麻木，有时为舌麻或唇麻；③暂时性吐字不清或讲话不灵；④肢体无力或活动不灵；⑤出现与平时性质不同的头痛；⑥不明原因突然跌倒或晕倒；⑦短暂意识丧失或性格和智力的突然变化；⑧全身明显乏力，肢体软弱无力；⑨恶心、呕吐，或者血压波动；⑩整天昏昏欲睡，处于嗜睡状态；⑪一侧或某一个肢体不自主地抽动；⑫双眼突然一时看不清眼前的事物。如果出现上述症状，就要警惕是否发生了脑卒中，此时应及时就医、及时治疗。

52 | 出现了可疑脑卒中的预警症状该怎么办？

当脑卒中发作后，如果能快速恢复对大脑组织的供血，可使大脑组织的损坏程度降至最低。在脑卒中的早期采取适当的治疗方法，可能会大大提高治疗效果，例如，脑梗死患者若及时获得溶栓的机会，可尽快恢复血液供应、改善临床症状、降低致残率。出现可疑脑卒中的预警症状时，应及时采取以下措施：①争分夺秒，紧急呼救，就近送诊；②突发昏迷患者应由专人护理，保持头部侧卧，及时清理呕吐物，防止误吸引起窒息；③立即监测血压、脉搏和呼吸情况；④对于一过性症状发作，必须重视并及时就医，不能忽略小卒中的可能性。

53 | 如何治疗脑卒中？

脑卒中可造成永久性神经损伤，急性期如果不及时诊断和治疗，可出现严重的并发症，甚至死亡。脑卒中根据发生部位的不同可采取不同的治疗方式。针对脑卒中特异性的治疗包括溶栓、抗凝、抗血小板及神经保护治疗等；非特异性的治疗包括降压治疗、血糖管控、脑水肿及颅内高压的处理等。

（1）药物治疗：溶栓治疗是目前公认的脑卒中最有效的救治方法，但有严格的时间窗要求（静脉溶栓限定在4.5小时内，动脉溶栓可适当延长）。

对脑卒中合并高血压患者，在脑卒中急性期，血压的控制应遵循脑卒中的相关指南；对慢性或陈旧性脑卒中患者，血压治疗的目标一般应＜140/90 mmHg，对血脂异常及糖尿病患者，降压目标应＜130/80 mmHg。脑卒中患者的降压治疗原则是平稳、持久，有效控制24小时血压，尤其是清晨血压。降压治疗时药物应从小剂量开始，切忌降压太快，以防脑供血不足。急性缺血性脑卒中发病24小时内，血压控制应谨慎、温和。

对已有高血压、糖尿病、血脂异常等疾病的患者，有必要采取药物治疗，如阿司匹林、β受体阻滞剂、血管紧张素转化酶抑制剂、他汀类药物等。

（2）手术治疗

1）颈动脉内膜切除术：适用于颈内动脉颅外段严重狭窄（狭

窄程度超过70%）、狭窄部位在下颌骨角以下且手术可及者。颈内动脉完全性闭塞24小时以内，亦可考虑手术治疗，而闭塞超过24～48小时，已发生脑软化者，不宜采用手术治疗。

2）颅外－颅内动脉吻合术：对于预防短暂性脑缺血发作效果较好，可选用颞浅动脉－大脑中动脉吻合术、枕动脉－小脑后下动脉吻合术、枕动脉－大脑后动脉吻合术等。

54 | 脑卒中能预防吗？

脑卒中并非完全不可防控，只要认识到它的危害性，积极控制危险因素，采取健康生活方式（如规律生活、适当锻炼、戒烟限酒等），便可远离脑卒中，保持身体健康。预防脑卒中应遵循以下三级预防策略。

（1）一级预防：针对具有脑卒中危险因素的人群，积极治疗危险因素，同时定期监测其他危险因素的发生，并采取针对性措施，减少疾病发生。已有研究证明，戒烟、限制膳食中钠盐含量、多吃新鲜水果蔬菜、有规律地进行身体锻炼、避免过量饮酒等都可以降低心脑血管疾病的危险。此外，糖尿病、高血压及血脂异常患者还需要接受疾病管理和药物治疗，以减少心脑血管病的危险并预防脑卒中。

（2）二级预防：针对已发生过一次或多次脑卒中的患者，给予早期诊断和早期治疗，防止脑卒中复发，减少严重脑组织损害，抗血小板药物、降糖药物、降脂药物、降压药物等均可用于脑卒中的二级预防。对患有心血管疾病、糖尿病等疾病的患者开展二级预防，除药物治疗外，还需结合对其不良生活方式的干预（如戒烟、限酒等），可大幅度降低心脑血管事件的发生。

（3）三级预防：对已发生脑卒中并出现脑损害的患者，应加强康复护理，防止病情加重。

（高中宝）

三、周围动脉粥样硬化性疾病

55 | 什么是周围动脉粥样硬化性疾病？

动脉粥样硬化是一组称为动脉硬化的血管病中最常见、最重要的一种，共同特点是动脉管壁增厚、变硬、失去弹性及管腔缩小。临床上将心脑血管以外的动脉血管的粥样硬化性疾病统称为周围动脉粥样硬化性疾病，其中较常见的周围动脉包括颈动脉、肠系膜上动脉、肾动脉及四肢动脉。

56 | 周围动脉粥样硬化性疾病的主要病理改变是什么？

上述部位血管的主要病理改变基本相同，均为动脉血管的粥样硬化，包括斑块形成、动脉壁弹力层和肌层受到破坏、管壁弹性下降、斑块逐步增大导致血管狭窄，最终斑块破裂引发血栓形成，继而造成动脉闭塞。

57 | 周围动脉粥样硬化性疾病的主要表现及原因是什么？

周围动脉粥样硬化性疾病的症状主要取决于血管病变部位、病变程度及受累器官的缺血程度。颈动脉粥样硬化可引起脑缺血和脑萎缩；肾动脉粥样硬化常引起夜尿增多和血压顽固性增高，严重者可引起肾功能不全；肠系膜上动脉粥样硬化可引起饱餐后腹痛和消化不良，严重时肠壁坏死引发便血和肠梗阻；下肢动脉粥样硬化可出现间歇性跛行，走路时下肢疼痛或疲软，休息后可缓解。

周围动脉粥样硬化性疾病的主要危险因素包括吸烟、糖尿病、血脂异常、高血压、甲状腺功能减退等。这些因素导致血管内皮受损，血管壁不再光滑，对身体有害的胆固醇（低密度脂蛋白胆固醇）就会沉积到血管壁上。若这些物质持续存在，会慢慢形成斑块，从而导致动脉粥样硬化的发生。随着斑块逐渐增大，血管腔出现狭窄。安静休息时血液供应尚能维持机体平衡，一旦组织器官需要更多血液供应时，血管腔的狭窄会限制血流，继而发生缺血，患者就会出现相应的缺血症状。

下肢动脉粥样硬化所致的血管内狭窄，限制了充足的血液供给，不能满足行走时下肢肌肉组织的需求，故而出现下肢缺血症状，表现为行走时下肢疼痛或疲软。休息后，下肢肌肉组织耗氧减少，血供又恢复平衡，症状会逐渐减轻或消失。这就是间歇性跛行的病理机制。

除了上述主要机制，动脉粥样硬化斑块还会发生破裂和继发血栓形成，造成动脉急性闭塞，导致远端组织的严重缺血甚至坏死。除大动脉外，微血管病变也会引发组织缺血，这种现象在糖尿病患者中更为常见。

58 | 如何诊断周围动脉粥样硬化性疾病？

动脉粥样硬化病变早期，通常不引发缺血，不伴随相关症状。当血管狭窄达到一定程度，限制了血液供应，才会出现相应的症状。因此，对于具有一定风险的个体，应该每年进行全面查体并评估周围动脉的通畅程度。如果出现头晕、手脚不听使唤，或者夜尿增多、血压顽固性增高，或者餐后持续性剧烈腹痛，或者间歇性跛行等症状时，应尽早到医院检查。一部分周围动脉粥样硬化性疾病的病变相对表浅，可通过系统的体格检查和无创器械检查早期诊断。

59 | 发现颈动脉斑块需要处理吗？

这样的问题十分普遍。颈动脉斑块已成为临床医生和患者共同关注的话题。通常情况下，超声检查发现的颈动脉斑块，绝大多数不需要特殊处理。改善生活方式、合理饮食、控制体重、减少危险因素等非药物治疗措施有利于控制斑块的进展。若颈动脉斑块导致了严重的颈动脉狭窄，或者合并多种危险因素时，需要接受药物治疗。在药物治疗的同时需要全面、严格地控制多种危险因素，还需要通过更严格地控制低密度脂蛋白胆固醇水平，来达到阻断或逆转粥样硬化病变的目的。

60 | 如何治疗周围动脉粥样硬化性疾病？

（1）控制危险因素

1）吸烟会显著增加间歇性跛行患者的截肢风险，而戒烟可以延缓肢体动脉病变和缺血的自然进程，减少急性周围血管闭塞和其他不良事件的风险。因此，戒烟是非常重要的预防措施。

2）合并糖尿病的患者，其糖化血红蛋白水平越高，动脉粥样硬化就会越严重。控制糖化血红蛋白（＜7%）可减少周围动脉事件及急性心肌梗死的发生。

3）严格控制血脂，尤其是低密度脂蛋白胆固醇的水平，可以显著降低周围血管病的死亡率及其他心血管事件的风险。

4）严格控制血压水平非常重要。血压剧烈波动会导致动脉斑块的破裂甚至血管破裂出血。

5）甲状腺功能减退也是一项危险因素，应用左甲状腺素钠可延缓周围动脉粥样硬化性疾病的发生。

（2）使用抗血小板药物：抗血小板药物（如阿司匹林、氯吡格雷等）可以显著降低周围血管病的死亡率及其他心血管事件。他汀类药物同样具有这些功效，而且可以改善患者间歇性跛行的症状，因此，如无禁忌证，应积极使用他汀类药物。

（3）运动康复治疗：可以改善外周循环、促进侧支循环的建立。应在专科医生指导下制订运动康复方案，每周至少运动3次，循序渐进，量力而行，最终可显著延长患者的行走距离，延缓肢体功能的退化。

（4）介入和外科治疗：介入治疗是指对周围动脉的病变实施经皮球囊扩张血管成形术或支架置入术。特殊球囊可经皮肤穿刺进入动脉，到达病变处后通过机械性扩张来压迫斑块，减轻血管局部狭窄；支架置入术则是在球囊扩张的同时留置合金支架以支撑管壁，从而更有效地维持血管畅通，改善器官血液供应。外科手术包括颈动脉内膜剥脱术、下肢血管成形术或旁路分流手术等。

总之，对于周围动脉粥样硬化性疾病，应该把更多的精力放在预防危险因素上，这样可以事半功倍，资金投入少，治疗效果好，风险也较小。切不可等到出现严重并发症时再就医，此时可选择的治疗手段不多，收益也会显著下降。谨记一句话："早期预防最重要。"

（朱　兵　吴兴利）

四、高血压

61 | 为什么说高血压是"无声杀手"？

高血压患者通常无症状，仅少数人会感到头晕、头痛，但高血压的危害极大。目前全国高血压患者已达3亿人，其中老年高血压患者约65%，每年约700万人因高血压相关的器官损害（如心肌梗死、心力衰竭、脑卒中、肾衰竭等）导致不同程度的残疾，约200万人过早死亡，直接医疗支出高达366亿元，给家庭和社会带来沉重的经济负担。

然而，高血压是可防可治的。控制血压达标不仅可以显著减少死亡率，还可大大降低心力衰竭、肾功能不全、认知功能障碍等疾病的风险。因此，做好高血压防控非常重要。

62 | 高血压有哪些危害？

　　高血压是心脑血管病变的"罪魁祸首"，可导致脑卒中、冠心病、心力衰竭、肾衰竭、周围血管病、认知功能障碍等诸多致命性疾病。在我国，≥65岁老年人中50%以上患有高血压，而≥80岁的高龄老人中，高血压患病率近90%。目前，高血压的知晓率、治疗率、控制率远不够理想。

63 | 老年人如何正确测量血压？

　　获取准确的血压测量数值至关重要。目前传统水银血压计正逐渐被电子血压计取代，可减少人为测量误差及水银对环境的污染。在电子血压计中，推荐使用上臂袖带血压计。测量时需要注意以下事项。

　　（1）安静休息至少5分钟，测量坐位时的上臂血压。

　　（2）测量时将血压计袖带与心脏保持同一水平，使用标准袖带（气囊长22～26厘米，宽12厘米），肥胖者可使用大规格气囊袖带（气囊长＞32厘米）。

　　（3）首次应测量双上臂血压，之后每次测量并记录读数较高一侧的手臂（双上臂血压差通常＜10 mmHg），放气速度每秒2 mmHg。如果重复测量，需间隔1～2分钟，取平均值。

　　（4）老年人、糖尿病患者及体位性低血压者，应加测卧位和站立位血压。站立位血压应在卧位变换为站立位后的1～3分钟测量，注意观察有无体位性低血压。

（5）测量血压的同时应记录脉搏。

（6）血压波动大或控制不理想时，可进行24小时动态血压监测或互联网远程实时血压监测，以便医生能更准确地获得血压的波动规律。

64 老年人如何判断自己有无高血压？

老年高血压的定义：年龄≥65岁，在未使用降压药的情况下，非同日3次以上测量诊室坐位血压，收缩压≥140 mmHg和（或）舒张压≥90 mmHg，可诊断为老年高血压。曾明确诊断有高血压，使用降压药后尽管血压＜140/90 mmHg，仍应诊断为高血压。若收缩压≥140 mmHg，同时舒张压＜90 mmHg，可定义为单纯收缩期高血压。

《中国老年高血压管理指南2019》特别强调，不同血压测量方法在高血压的诊断标准上有差异（表3-1-1）。

表3-1-1　不同血压测量方法对应的高血压诊断标准

血压测量方法	高血压诊断标准
诊室血压	
医生测量	≥140/90 mmHg
电子血压计测量	≥135/85 mmHg
动态血压	24小时平均血压≥130/80 mmHg
	白天平均血压≥135/85 mmHg
	夜间平均血压≥120/70 mmHg
家庭自测血压	≥135/85 mmHg

65 | 为什么会得高血压？

　　以下诸多因素都会导致血压升高，其中一些为可控因素，另一些为不可控因素（如遗传、增龄等）。

　　（1）遗传因素：高血压的遗传度为60%～86%，单亲（父亲或母亲）高血压患者子女的患病率约28%。具有遗传倾向的个体，若能控制好环境因素的影响，可以晚发病或不发病。

　　（2）环境因素：不良生活方式，如高盐低钾膳食、肥胖、缺乏活动、过量饮酒、吸烟、睡眠不足及长期精神紧张等，会增加高血压的发病。另外，空气污染、家庭因素、社会因素等也是常见的高血压致病因素。

　　（3）继发因素：糖尿病、血脂异常、动脉硬化、睡眠呼吸暂停综合征、肾动脉狭窄、肾上腺腺瘤、肾衰竭患者以及绝经期女性等，也容易发生高血压。

66 | 发现自己血压高该怎么办？

　　（1）首次发现血压升高，要找医生进行诊断性评估：①重复测量血压，以明确有无高血压；②寻找高血压的可能原因，是原发性还是继发性；③评估危险因素，如有无血脂异常、吸烟、糖尿病等；④评估有无心、脑、肾、眼底等靶器官损害。

　　（2）确诊高血压后的注意事项

1）坚持正确的生活方式，纠正不良生活习惯，限制食盐摄入（每天＜6 g），同时警惕过度限盐导致的低钠血症。平衡膳食，多吃新鲜蔬菜、水果，多摄入鱼类、豆类、粗粮以及富含钾、镁、膳食纤维及多不饱和脂肪酸的食物。戒烟，避免吸入二手烟，限制饮酒，每天酒精摄入量男性＜25克，女性＜15克。酒精摄入量计算公式如下：

纯酒精量（克）＝饮酒量（毫升）×酒精度数（％）×0.8

2）遵医嘱长期规律服药，平稳降压，切忌自行停药或盲目改药。

3）适度减轻体重有利于降低血压，将体重指数控制在25 kg/m^{2}以内为宜。

4）坚持有规律的有氧运动也有助于降低血压。可根据个人爱好和自身状况，选择容易坚持的运动方式，如打太极拳、快走、游泳等，每周5～7次，每次30～60分钟。

5）保持心理健康，保持愉快的精神状态，避免情绪波动和应激状态，缓解精神压力，改善睡眠，规律生活起居，积极治疗焦虑症、抑郁症等心理疾病。

6）逐步学习并掌握高血压的防治知识，定期复诊。

67 | 老年人血压波动有哪些特点？

（1）以收缩期高血压为主，脉压（脉压＝收缩压－舒张压）随着年龄增长而逐渐增大。

（2）昼夜节律异常。健康人的血压波动特征是白天血压高于晚上，晚上睡眠血压比白天降低10％～20％，表现为"杓型"曲线。老年人常出现夜间血压不降低甚至高于白天的现象，这种情况需要重视，因为夜间发生心肌梗死、脑梗死、心力衰竭等疾病的风险明显增加。特别提示：老年人只关注白天的血压水平是远远不够的！

（3）直立性低血压、餐后低血压、白大衣高血压、假性高血压较常见。这多与老年人动脉硬化、血管弹性降低、心室舒张功能减退、压力感受器敏感性下降、肾功能下降/水盐代谢能力减弱、胰岛素抵抗/糖代谢异常、内分泌功能减退等因素有关。

68 | 如何理解高血压的分级与危险分层？

对高血压进行分级和危险分层，直接关系到后续的药物治疗策略。

（1）分级：国内（表3-1-2）和国际（表3-1-3）对高血压的分级情况略有不同。

表3-1-2　我国高血压分级

分级	收缩压（mmHg）	舒张压（mmHg）
正常血压	＜120	＜80
正常高值	120～139	80～89
1级高血压（轻度）	140～159	90～99
2级高血压（中度）	160～179	100～109
3级高血压（重度）	≥180	≥110
单纯收缩期高血压	≥140	＜90

注：当收缩压和舒张压分属不同级别时，以较高的级别为准；单纯收缩期高血压依据收缩压水平分级

表 3-1-3　国际高血压分级

分级	收缩压（mmHg）	舒张压（mmHg）
1级高血压	140 ～ 159	90 ～ 99
2级高血压	≥160	≥100

注：本分级标准由国际高血压学会于2020年制定

（2）危险分层：依据危险因素、靶器官损害及并存疾病情况，可将高血压分为低危、中危、高危和很高危（表3-1-4）。

1）危险因素：①血压水平为1 ～ 3级；男性＞55岁、女性＞65岁；②吸烟或被动吸烟；③血脂异常（总胆固醇≥5.7 mmol/L或低密度脂蛋白胆固醇≥3.3 mmol/L或高密度脂蛋白胆固醇＜1.0 mmol/L）；④糖耐量受损（餐后2小时血糖7.8 ～ 11.0 mmol/L）和（或）空腹血糖异常（6.1 ～ 6.9 mmol/L）；⑤腹型肥胖（男性腰围≥90 cm，女性腰围≥85 cm）或肥胖（体重指数≥28 kg/m²）；⑥其他因素，如早发心血管疾病家族史（一级亲属发病年龄≤50岁）、高钠低钾膳食、高同型半胱氨酸血症、饮酒、精神紧张及缺乏体力活动等。

2）靶器官损害：包括左心室肥厚［室间隔或左心室后壁厚度≥11毫米、颈动脉内膜中层增厚（≥0.9毫米）］或斑块、颈动脉－股动脉脉搏波传导速度≥12米/秒、踝臂指数＜0.9、估算肾小球滤过率降低、血清肌酐轻度升高（男性为115 ～ 133 μmol/L，女性为107 ～ 124 μmol/L）及微量白蛋白尿（24小时排出的尿液中白蛋白总量为30 ～ 300 mg）。

3）并存疾病情况：包括心脏病（如心绞痛、心肌梗死、慢性心力衰竭、心房颤动等）、脑血管疾病（如缺血性脑卒中、脑出血、短暂性脑缺血发作等）、糖尿病、肾疾病［糖尿病肾病、血肌酐升高（男性≥133 μmol/L，女性≥124 μmol/L）、蛋白尿等］、外周血管疾病、视网膜病变（出血或渗出、视盘水肿）等。新诊断的糖尿病标准：空腹血糖≥7.0 mmol/L，餐后2小时血糖≥11.1 mmol/L。

表3-1-4　高血压的危险分层

有无危险因素或其他病史	血压分级		
	1级高血压	2级高血压	3级高血压
无	低危	中危	高危
1～2个危险因素	中危	中危	很高危
≥3个危险因素或出现靶器官损害	高危	高危	很高危
有临床并发症或合并糖尿病	很高危	很高危	很高危

69 | 何时开始启动药物治疗？

开始启动药物治疗的时机取决于危险分层的程度。

（1）低危患者：可对其进行生活方式干预，观察1～3个月，监测诊室外血压，如血压仍不达标，则开始启动降压药治疗。

（2）中危患者：可在改善生活方式基础上，观察数周，并评估靶器官损害情况，如血压仍不达标，则开始降压药治疗。

（3）高危和很高危患者：应立即启动降压药治疗，并对危险因素及合并症进行综合治疗。

70 | 老年高血压应该如何治疗？

降压是硬道理。老年高血压患者仍应重视降压达标，早降压早获益，长期降压长期获益，降压达标可以有效降低心血管风险，使老年人最大程度地获益。应在老年人能耐受的前提下，逐步使其血压达标。启动降压治疗后，还应监测老年人的血压变化，避免降压过快带来不良反应。老年人用药非常有讲究，世界卫生组织倡导老年人用药应遵循以下5项原则。

（1）适度用药：当有明确适应证且受益大于风险时，考虑使用降压药；当有适应证但受益小于风险时，不考虑使用降压药。降压药的选择：一线药物（首选）有血管紧张素转化酶抑制剂、血管紧张素受体拮抗剂、钙通道阻滞剂、利尿药、β受体阻滞剂等；二线备用药物有α受体阻滞剂、醛固酮拮抗剂、神经节阻断剂等。大多数老年人需要联合降压药治疗（包括起始阶段），但不推荐衰弱老年人和≥80岁高龄老人在起始阶段使用联合药物治疗。

（2）小剂量起始：从小剂量开始，根据需要逐步增加剂量。除高血压急症，绝大多数老年高血压患者的降压速度可稍慢，均应根据老年人的病情或耐受情况，在4～12周将血压降至目标水平。当怀疑有药物不良反应时，切忌自行停药，应寻求医生的帮助并在医生的指导下调整用药。

（3）使用长效制剂：平稳降压很重要，尽量使用每天1次、能24小时持续降压的长效药物，可以有效控制夜间和清晨血压，有效预防猝死、脑卒中及心肌梗死等心血管事件。

（4）联合用药：此方法更适合老年人。研究表明，仅30%～40%的高血压患者服用1种降压药就能使血压达标，约70%的患者需要联合应用2种以上降压药才能达标。若单药治疗效果不满意，可采用2种或多种低剂量降压药联合治疗，以增加降压效果却不增加药物不良反应。单片复方制剂有助于提高老年患者的依从性。

（5）个体化用药：老年患者的体质各有差异，发病机制也不同。一些药物可能对部分患者有效，而对其他患者并不适宜。因此，不能机械地照搬他人有效的药物治疗方案。应在改善生活方式的基础上，根据高血压患者的总体风险水平、耐受性、个人意愿及经济承受能力，来决定降压药的选择和使用。按照时间生物学和时间药理学原理择时给药，往往更能提高药物疗效并减少不良反应，例如，清晨醒来即刻服用降压药，有利于控制高血压的晨峰现象。在降压治疗的同时，还要对心血管危险因素和其他临床疾病进行综合干预。

71 | 服药后血压不达标该怎么办？

判断高血压患者的降压措施是否达到理想效果，往往会用到一个专业术语——血压达标，即血压达到理想的降压目标。

（1）降压目标：临床情况不同，降压目标则不同。

1）一般的高血压患者，血压应降至140/90 mmHg及以下。能耐受或高危以上的患者，应采取强化降压策略，进一步降至130/80 mmHg及以下，但不低于120/70 mmHg，以取得最大心血管获益。

2）65～79岁的老年高血压患者，首先应将血压降至150/90 mmHg及以下，若能耐受，可进一步降至140/90 mmHg及以下。而≥80岁、衰弱老人或伴颈动脉狭窄者，应降至150/90 mmHg及以下，一般情况下不宜＜130/60 mmHg。衰弱的高龄高血压患者，血压≥160/90 mmHg时，才需考虑启动降压药治疗，收缩压控制目标＜150 mmHg，并尽量不低于130 mmHg。如果患者对降压治疗耐受性良好，不应停止降压治疗。

3）合并脑血管疾病时，病情稳定的脑卒中患者降压目标为血压＜140/90 mmHg，急性缺血性脑卒中并准备溶栓的患者，血压应控制在180/110 mmHg以下。

4）合并冠心病时，降压目标为血压＜140/90 mmHg，如能耐受可降至130/80 mmHg及以下，但舒张压不宜＜60 mmHg。

5）合并糖尿病时，应将血压控制在（120～130）/（70～

80）mmHg为宜。

6）合并肾疾病时，无白蛋白尿者的血压应＜140/90 mmHg，有白蛋白尿者应＜130/80 mmHg。

7）合并心力衰竭时，推荐目标值为130/80 mmHg。如高血压合并左心室肥厚但尚未出现心力衰竭，可先降至140/90 mmHg及以下，若能耐受，可进一步降至130/80 mmHg及以下。

（2）降压要做到"3个达标"：血压达标不仅仅是在测量数值上达标，还要做到平稳达标、晨起达标及长期达标。

1）平稳达标：必须纠正降压"越快越好"的错误观念。应在数周至数月内将血压平稳降至目标水平。过快降压会导致交感神经兴奋，心率增快，缩短心脏舒张期，易导致心肌缺血。

2）晨起达标：人体血压存在昼夜规律，清晨起床后血压迅速升高，称为晨峰血压，易诱发各类心血管事件。因此，降压治疗还需使晨峰血压达标，而睡前服用降压药就是控制血压出现晨峰现象的方法之一。

3）长期达标：需要长期服药，养成每天多个时间点测量血压的好习惯，便于及时发现血压波动，及时与医生沟通并调整治疗方案，使血压保持长期稳定。必须纠正"降压药服用若干年就要换药"的错误观念。如果血压一直平稳且达标，又没有相应的药物不良反应出现，不需要频繁更换降压药，以免造成不必要的血压波动。

（3）血压不达标需要采取的措施：①考虑是否仍未控制高盐饮食、吸烟以及睡眠障碍或睡眠呼吸暂停综合征等因素；②及时与医生沟通，寻求解决方案；③更换或加用另一种降压药，调整联合用药的种类，检查有无引起血压难以控制的病因或诱因。

72 | 应用降压药的基本原则是什么？

常用的五大类降压药包括血管紧张素转化酶抑制剂、血管紧张素 Ⅱ 受体拮抗剂、β受体阻滞剂、钙通道阻滞剂及利尿药。五类药均可作为初始一线治疗用药（首选）和维持用药。应根据不同人群、合并症、靶器官损害等因素有针对性、个性化地选择和搭配。

（1）初始采用小剂量单药治疗，若未能达标，则逐渐加量或选择低剂量联合用药。应用2种机制互补的降压药，可协同降压，并相互抵消或减轻不良反应。应避免联合使用作用机制相似的降压药（如血管紧张素转化酶抑制剂联合血管紧张素 Ⅱ 受体拮抗剂），优先使用长效降压药，可更有效地控制血压波动，降低心脑血管并发症的发生。使用中、短效药物则需要每天2～3次服药。联合使用3种药物的常用方案为二氢吡啶类钙通道阻滞剂＋血管紧张素转化酶抑制剂或血管紧张素 Ⅱ 受体拮抗剂＋噻嗪类利尿药。难治性高血压可在上述三药联合基础上加用第四种药物，如醛固酮受体拮抗剂、β受体阻滞剂或α受体阻滞剂等。

（2）密切监测血压（包括站立位血压）并评估耐受性，警惕多重用药带来的风险和药物不良反应。若出现低血压（低灌注）症状，应考虑降低治疗强度。

（3）对于血压＞160/100 mmHg的高危患者，或单药治疗未达标的患者，应进行联合降压治疗，包括自由联合或使用单片复方制剂。单片复方制剂是目前联合治疗的新趋势，有使用方便、依从性好等优点，应用时应注意其相应组成成分的禁忌证或可能的不良反应。目前在我国上市的新型单片复方制剂种类较多，常用的有厄贝沙坦氢氯噻嗪片（血管紧张素 Ⅱ 受体拮抗剂＋利尿药）、缬沙坦氨氯地平片（钙通道阻滞剂＋血管紧张素Ⅱ受体拮抗剂）等。

（4）个体化治疗。根据患者合并症不同，选择适合患者的个体化降压治疗方案，并考虑长期用药的成本或效益。

73 | 高龄和衰弱老人该如何降压？

衰弱老人和≥80岁高龄老人的降压治疗应适度。合并症多、重要脏器功能退化及应激能力下降等因素常使老年高血压的治疗更为复杂。因此，选药应谨慎，从小剂量开始，联合用药，密切观察并及早发现不良反应。

（1）制订治疗方案前要综合评估，依据老年人的意愿制订合理的方案，以降低远期心脑血管事件、跌倒风险及认知功能损害。

（2）过度严格地控制膳食量和食盐摄入，都可能导致高龄或衰弱老人出现营养障碍及电解质紊乱。

（3）强调收缩压达标的同时，还应注意对血压节律的监测，并兼顾老年人血压波动大，易出现晨峰现象、卧位高血压伴体位性低血压、餐后低血压等特点。

（4）确保有力的社会支持、社区支持、环境支持及远程管理。协助老年人监测血压并坚持用药，改善营养不良，减少多重用药。

（张　丽）

五、糖尿病

74 | 什么是糖尿病？

糖尿病是由于胰岛素分泌不足和（或）机体对胰岛素不敏感而引起的以慢性血糖升高为特征的代谢紊乱疾病。长期慢性血糖升高可导致心血管、视网膜、肾及神经系统的慢性并发症，进而导致死亡风险显著增加。

糖尿病可分为1型糖尿病（儿童多见）、2型糖尿病（老年人多见）、妊娠糖尿病和其他特殊类型糖尿病，其中2型糖尿病占90%以上。

75 | 糖尿病的发病原因有哪些？

（1）遗传因素：有糖尿病家族史、存在易感基因等。

（2）非遗传因素：肥胖、不合理饮食、热量摄入过多及缺乏运动等。

76 | 糖尿病的症状有哪些？

糖尿病表现为多饮、多食、多尿，体重减轻，容易饥饿，部分患者可出现疲乏、皮肤瘙痒等。

77 | 糖尿病的诊断标准是什么？

（1）出现多饮、多食、多尿及体重减轻等症状，且任意时间血糖≥11.1 mmol/L。

（2）空腹血糖≥7.0 mmol/L。

（3）口服葡萄糖耐量试验，2小时血糖≥11.1 mmol/L。

78 | 糖尿病的治疗原则是什么？

（1）一个目标：制订个体化的血糖控制目标。大多数人控制目标为糖化血红蛋白≤7.0%，老年人可放宽此标准。

（2）"两条腿"走路：自己努力是基础，合理用药不可缺。

（3）三个平衡：维持饮食量、运动量及降糖药种类和剂量三者之间的平衡，并学会根据情况变化进行自我调节。

（4）四项监测：监测血糖（三餐前后）、血压、脉搏及体重。

（5）五步循环：学习→思考→实践→总结→找出问题。

79 | 常用口服降糖药的种类有哪些？

（1）双胍类：二甲双胍是治疗糖尿病的一线药物。

（2）磺脲类：格列美脲、格列吡嗪、格列齐特、格列喹酮等。

（3）格列奈类：瑞格列奈、那格列奈等。

（4）噻唑烷二酮类：罗格列酮、吡格列酮等。

（5）α-葡萄糖苷酶抑制剂：阿卡波糖、伏格列波糖等。

（6）二肽基肽酶-Ⅳ抑制剂：西格列汀、沙格列汀、利格列汀、维格列汀等。

（7）胰高血糖素样肽-1受体激动剂：艾塞那肽、利拉鲁肽等。

（8）钠－葡萄糖协同转运蛋白-2抑制剂：达格列净、恩格列净、坎格列净等。

80 | 常用胰岛素的种类有哪些？

（1）根据来源和化学结构分类

1）动物胰岛素：多为猪胰岛素。

2）人胰岛素：利用生物技术合成人胰岛素。

3）胰岛素类似物：结构与人胰岛素类似。

（2）根据作用特点分类

1）超短效胰岛素类似物：门冬胰岛素、赖脯胰岛素等。起效时间10 ～ 15分钟，作用高峰1 ～ 2小时，持续时间3 ～ 5小时。

2）短效胰岛素：生物合成人胰岛素、重组人胰岛素等。起效时间30 ～ 60分钟，作用高峰2 ～ 4小时，持续时间6 ～ 8小时。

3）中效胰岛素：精蛋白生物合成人胰岛素、精蛋白锌重组人胰岛素、低精蛋白重组人胰岛素等。起效时间2 ～ 4小时，作用高峰4 ～ 10小时，持续时间10 ～ 16小时。

4）长效胰岛素类似物：甘精胰岛素、地特胰岛素、德谷胰岛素等。起效时间2 ～ 4小时，持续时间24 ～ 36小时。德谷胰岛素持续时间可达38 ～ 42小时。

5）预混胰岛素或预混胰岛素类似物：将超短效或短效胰岛素与中效胰岛素按一定比例预先混合而成。预混胰岛素有精蛋白生物合成人胰岛素注射液（预混30 R）、精蛋白生物合成人胰岛素注射液（预混50 R）、精蛋白锌重组人胰岛素混合注射液、30/70混合重组人胰岛素注射液、精蛋白人胰岛素混合注射液（50 R）；预混胰岛素类似物有门冬胰岛素30注射液、门冬胰岛素50注射液、精蛋白锌重组赖脯胰岛素混合注射液（25 R）、精蛋白锌重组赖脯胰岛素混合注射液（50 R）。

81 | 血糖控制的目标是什么？

糖化血红蛋白是反映血糖控制水平的主要指标。血糖控制目标应遵循个体化原则：对于糖尿病病程较短、预期寿命较长、没有糖尿病并发症、未合并心血管疾病的2型糖尿病患者（表3-1-5），在不发生低血糖的情况下，应使糖化血红蛋白水平尽可能接近正常；而对于儿童、老年人、有频发低血糖倾向、预期寿命较短、合并心血管疾病和严重急慢性疾病的2型糖尿病患者，糖化血红蛋白的控制目标应适当放宽。

表3-1-5　2型糖尿病的理想血糖综合控制目标

参数	目标值
空腹血糖	4.4 ～ 7.0 mmol/L
餐后2小时血糖	≤10.0 mmol/L
糖化血红蛋白	<7.0%
血压	<130/80 mmHg
总胆固醇	<4.5 mmol/L
甘油三酯	<1.7 mmol/L
高密度脂蛋白胆固醇	男性>1.0 mmol/L，女性>1.3 mmol/L
低密度脂蛋白胆固醇	无冠心病者<2.6 mmol/L，有冠心病者<1.8 mmol/L
快速微量尿白蛋白/肌酐	男性<22，女性<31
有氧活动	每周≥150分钟
体重指数	<24 kg/m^2

82 | 如何检测血糖？

（1）指血血糖：最便捷、最常用的检测方法，也称自我血糖监测，具体原则如下。

1）因血糖控制差或病情危重的住院治疗者，每天监测4 ～ 7次血糖，或者根据治疗需要监测血糖。

2）院外治疗期间，每周监测2 ～ 4次空腹或餐后2小时血糖。

3）对于应用胰岛素治疗者，若使用基础胰岛素，应监测空腹血糖；若使用预混胰岛素，应监测空腹血糖和晚餐前血糖。

（2）糖化血红蛋白：糖化血红蛋白是评估长期血糖控制情况的"金标准"，也是临床上是否需要调整治疗方案的重要依据。糖尿病治疗初期，每3个月检测1次，达到治疗目标后，每6个月检测1次。

83 | 糖尿病慢性并发症有哪些？

糖尿病慢性并发症较为严重，常见并发症如下。

（1）心肌梗死：糖尿病患者发生心肌梗死的概率与冠心病患者相似。

（2）视网膜病变：严重时可导致失明。

（3）肾脏病变：严重时可导致肾衰竭。

（4）神经病变：可有多种严重后果。

（5）糖尿病足：严重时可致截肢。

84 | 糖尿病有哪些急性并发症？

糖尿病急性并发症主要包括酮症酸中毒、高血糖高渗性昏迷和乳酸性酸中毒。一旦发生急性并发症，必须紧急就医，转送医院抢救。

85 | 低血糖症的表现及处理方法是什么？

低血糖症的诊断标准：糖尿病患者的随机血糖＜3.9 mmol/L。

低血糖症通常表现为心慌、出汗、颤抖、饥饿、面色苍白等，严重者还可出现精神不集中、烦躁、易怒、意识障碍甚至昏迷等。

一旦发生低血糖症，应立即进食或静脉补充葡萄糖，使血糖尽早恢复正常。预防低血糖症的方法：①制订个体化的血糖控制目标，血糖不宜过高，也不宜过于严格；②对患者家属进行糖尿病相关教育，使其学会识别低血糖症的表现；③保持生活规律，定时定量进餐，运动前需增加进食量，避免空腹饮酒和酗酒；④合理应用胰岛素和促胰岛素分泌药；⑤坚持自我血糖监测，尤其是在血糖波动大、日常活动发生变化时，应更为密集地监测血糖；⑥随身携带含葡萄糖和多糖的食物以及急救卡片，卡片上应注明姓名、所患疾病名称、联系电话、用药情况等。

（方福生）

六、血脂异常

血脂紊乱是心脑血管疾病的重要危险因素。全国血脂异常者超过4亿人，目前对血脂异常的防控力度不足，呈现知晓率低、治疗率低、达标率低的三低现象。

86 | 什么是血脂？

血浆中所含的脂类统称为血脂，是血浆中的中性脂肪（甘油三酯）和类脂（磷脂、糖脂、固醇、类固醇）的总称。血液中的胆固醇、甘油三酯、类脂及游离脂肪酸与不同蛋白质结合，以脂蛋白形式存在于血液中。人体血脂有两种来源：一种是人体自己合成的，如肝和脂肪等组织细胞合成的血脂成分，这是内源性血脂；另一种是经过食物摄入的血脂成分，是外源性血脂。

87 "好"胆固醇和"坏"胆固醇的区别是什么？

　　"好"胆固醇指高密度脂蛋白胆固醇，在人体中发挥对心血管系统的保护作用，可以将胆固醇从血管内壁带到肝并经代谢排出体外，从而起到防止动脉粥样硬化的作用。"坏"胆固醇指低密度脂蛋白胆固醇，是导致心脑血管疾病最重要的元凶，控制这类胆固醇的水平是防控动脉粥样硬化的关键。

88 什么是高脂血症？

　　高脂血症是指血浆中的总胆固醇、甘油三酯及低密度脂蛋白胆固醇中的一种或多种水平升高的疾病。

89 哪些人易得高脂血症？

　　高脂血症的易患人群：①有冠心病或动脉粥样硬化性疾病家族史者；②直系亲属中有早发心血管事件和早死亡者；③有高脂血症家族史者；④糖尿病患者或肥胖者；⑤40岁以上男性和绝经期女性；⑥饮食不当者，如长期摄入高热量、高胆固醇、高饱和脂肪酸类食物；⑦运动量少、长期静坐者；⑧生活无规律、情绪易激动、精神处于紧张状态者；⑨长期吸烟、酗酒者。

90 | 血脂检查的项目有哪些？

常用的血脂检查项目是血脂四项和血脂七项。血脂四项包括总胆固醇、甘油三酯、高密度脂蛋白胆固醇和低密度脂蛋白胆固醇。血脂七项除上面四项外，还包括载脂蛋白A1、载脂蛋白B和脂蛋白a。

91 | 判断血脂异常的误区有哪些？

（1）化验单的结果栏中没有"箭头"就是正常：普通人群可根据检测数值是否处于正常值范围来判断，但对已有高血压、糖尿病、冠心病的患者，或者已发生过心肌梗死、脑卒中的患者而言，其正常血脂范围更窄，对理想血脂的目标值要求更严格，因此，即使化验单上显示处于"正常值"范围，也不应视为正常，需要在医生的指导下服用药物，以达到理想的血脂目标值。

（2）血脂异常是慢性疾病，即使不达标也无大碍：血脂异常在很多人眼里是慢性疾病，短时间内不会出现严重的健康问题。的确，胆固醇在动脉血管壁沉积、形成斑块、导致血管狭窄，是一个慢性过程，但是以胆固醇为核心的斑块就是一枚"定时炸弹"，随时会引起急性血管闭塞，引发心肌梗死、脑卒中，甚至危及生命。因此，即使对血脂异常不需"谈脂色变"，但要在医生的指导下科学地对待，长期、严格地控制血脂水平。

（3）保健品可以软化血管且无不良反应：目前，保健品市场比较混乱，保健品成分多不明确，有的甚至存在夸大疗效的虚假宣传。防治动脉粥样硬化，还是要遵循科学的建议，包括长期保持健康生活方式、科学饮食、规律运动、控制体重、保证充分睡眠、保持良好心态等，需要应用调脂药物时，应在医生的指导下正确、规律地用药。

92 | 监测血脂需要注意哪些事项？

（1）日常监测：健康成人每年检测1次；50岁以上者每6个月检测1次；高危人群及血脂异常者应遵医嘱。

（2）服用调脂药后的监测：首次服药后，每1～2个月检测1次，达标后每6个月检测1次。

（3）未诊断为血脂异常者抽血化验时的注意事项：①抽血前2周保持平时的饮食习惯，维持体重稳定，抽血前3天，避免高脂饮食和大量饮酒；②抽血前24小时内，不要进行剧烈体育运动，不饮酒；③抽血前一晚20时后禁食，可少量饮水；④次日8时至10时静脉采血；⑤近期如服用影响血脂的药物（如避孕药、某些降压药、激素等），应向医生说明；⑥应在生理或病理状态较稳定的情况下化验血脂，急性创伤、急性感染、发热、月经期、妊娠等均会对血脂水平有所影响。

（4）已诊断为血脂异常者抽血化验时的注意事项：按常规服用调脂药，空腹检测血脂，并告知医生服药情况。

93 | 血脂异常者的饮食原则是什么？

饮食原则有以下4项：①尽量少吃高脂类食物；②适量摄入

奶和酸乳制品（每天1～2杯），以及瘦肉、家禽类、鱼类、豆类及蛋类（每天3～7两）；③应多吃蔬菜（每天6～8两）和水果（每天2～3个）；④合理摄入各类谷物，粗细搭配，每天3～6两。糖尿病患者的饮食遵医嘱执行。

94 | 服用调脂药需要注意哪些问题？

（1）开始服药后4～8周，需抽血化验以评估降脂药的疗效以及血转氨酶、肌酶的水平。

（2）服药后若有不适，如出现肌肉酸痛、乏力等症状，应及时告知医生。

（3）坚持服药，不要随意停药。

（4）服药时间以睡前为佳，空腹为宜。

（肖铁卉）

七、高尿酸血症及痛风

95 | 什么是高尿酸血症和痛风？

血尿酸浓度超过正常范围（男性＞420 μmol/L，女性＞360 μmol/L）时称为高尿酸血症。高尿酸血症分为原发性和继发性。原发性高尿酸血症由先天性嘌呤代谢紊乱所致，常伴肥胖症、2型糖尿病、高血压、血脂紊乱、动脉粥样硬化及冠心病等。继发性高尿酸血症多由于某些系统性疾病（如白血病、多发性骨髓瘤、慢性肾病）或服用某些药物（如呋塞米、阿司匹林等），抑制尿酸排泄，从而导致高尿酸血症。

高尿酸血症引起急性关节炎发作、痛风石形成以及关节和肾改变时，称为痛风。我国高尿酸血症的总体患病率为13.3%，痛风患病率为1.1%。

96 | 痛风有哪些症状？

痛风根据临床症状分为无症状期、急性关节炎期、间歇期和慢性关节炎期4个阶段。

（1）无症状期：仅血尿酸升高，无任何临床表现。

（2）急性关节炎期：起病急骤，常见诱因为寒冷、饮酒、暴饮暴食等。临床表现为受累关节（第一跖趾关节最多见）红肿热痛，活动受限，皮肤表面因肿痛而不得触碰。通常持续数小时至数日后缓解。

（3）间歇期：疼痛症状缓解，局部皮肤瘙痒、脱屑，关节活动恢复正常。

（4）慢性关节炎期：关节疼痛反复发作，间歇期缩短，疼痛逐渐加剧，受累关节逐渐增多，并有痛风石形成。

97 | 高尿酸血症有哪些危害？

（1）高尿酸血症对动脉粥样硬化的影响：可导致心脑血管事

件发生风险增加。

（2）尿酸盐析出导致痛风：尿酸盐在关节处析出，引起痛风性关节炎、关节变形；尿酸盐在肾脏析出，导致痛风性肾病、尿酸结石及尿毒症；尿酸盐在皮下软组织析出形成痛风石。

98 | 高尿酸血症和痛风的治疗原则是什么？

（1）改变生活方式：低嘌呤饮食，限制饮酒，控制体重，多饮水，每天尿量在2000 ml以上。

（2）急性关节炎期的治疗：目的是迅速终止关节炎发作。①绝对卧床休息，抬高患肢，避免负重；②抗炎镇痛治疗，可使用秋水仙碱等，其他药物包括非甾体抗炎药、糖皮质激素等。

（3）无症状期和间歇期的治疗：避免诱发因素。口服降低血尿酸的药物，如抑制血尿酸合成药物（别嘌醇、非布司他）、促进血尿酸排出药物（苯溴马隆、丙磺舒）、碱化尿液药物（碳酸氢钠）等。推荐别嘌醇作为降尿酸的一线治疗用药。

99 | 如何对高尿酸血症和痛风患者进行饮食管理？

基本原则是减少富含嘌呤食物的摄入。急性关节炎期每天摄入食物中嘌呤含量100 ~ 150毫克为宜；无症状期和间歇期，每天摄入食物中嘌呤含量250毫克为宜。

100 | 高尿酸血症和痛风的治疗目标是什么？

（1）对于痛风患者，应尽可能维持间歇期时间，以减少或避免急性关节炎发作。

（2）对于大多数患者，血尿酸最佳目标为＜360 μmol/L。

（3）对于心血管疾病高风险者（至少包括以下2项：高血压、糖尿病、血脂异常、靶器官损害或既往发生心血管事件），推荐血尿酸＜300 μmol/L。

101 | 如何监测高尿酸血症和痛风？

一旦血尿酸控制达标，应维持药物治疗，并且每年检测2次血尿酸水平；如血尿酸尚未达标，在治疗方案变动前后均需检测其水平。

102 | 哪些药物会影响血尿酸？

（1）氢氯噻嗪：噻嗪类利尿药（如氢氯噻嗪）有升高血尿酸的作用。高尿酸血症患者需服用利尿药时，首选非噻嗪类利尿药，碱化尿液，多饮水，保持每天尿量在2000 ml以上。

（2）氯沙坦：氯沙坦是唯一可降低血尿酸的沙坦类降压药，

可优先选择，但不建议随意将正在服用的其他沙坦类药物换成氯沙坦。

（3）阿司匹林：阿司匹林可导致血尿酸升高。在心血管疾病一级预防中，可根据具体情况考虑继续使用、停用或用其他药物替代阿司匹林；在心血管疾病二级预防中，不建议停用小剂量阿司匹林。应碱化尿液，多饮水。

（4）非诺贝特：具有辅助降尿酸的作用，但在治疗动脉粥样硬化时，不建议将他汀类降脂药改换为非诺贝特。

（方福生）

第二节 老年人常见皮肤病

一、老年瘙痒症

"痒"这样的感觉，可能每个人都有经历，或轻或重，而且这种皮肤的不适症状总能引起有意无意的搔抓行为。在皮肤科诊疗工作中，医生总能遇到以"痒"为主诉前来就诊的患者。很多人认为只要皮肤有"痒"这种症状，就是皮肤瘙痒症，其实不然，只有出现了皮肤瘙痒而无原发皮肤损害的疾病才称为皮肤瘙痒症。

皮肤瘙痒症在临床十分常见，秋冬季节高发，女性多于男性，随年龄增长其发病率有逐渐升高的趋势。国外一项流行病学研究显示，65岁以上的门诊患者中，皮肤瘙痒症的发病率约12%，85岁约20%。这些老年人常年被这种疾患困扰，晚上难以安然入睡，常整夜抓挠，心烦焦虑。不少患者为了止痒，常借助痒痒挠、木梳等工具，长期抓挠又会导致皮肤出现抓痕、破溃、血痂、色素沉着及皮肤反应性增厚，甚至继发皮肤感染，使疼痛加剧，生活质量显著降低。由于皮肤瘙痒症在老年患者中的发病率较高，身心损害较显著，在皮肤学领域被单独命名为老年皮肤瘙痒症，简称老年瘙痒症。

103 | 什么是老年瘙痒症？

老年瘙痒症是指发生在老年人（年龄≥60岁）身上、仅有局部或全身的皮肤瘙痒而无明显原发皮疹（皮肤上出现的各种不正常原发性改变，包括颜色改变、丘疹、结节等）、每天或几乎每天瘙痒且瘙痒持续时间≥6周的一种慢性疾病。典型临床表现为无明显诱因出现皮肤瘙痒，可有虫爬感，伴干燥、脱屑，可累及身体任何部位的皮肤，以大腿内侧、小腿、前臂最为常见。瘙痒可间断发作，也可持续存在，部位可固定，也可变化。通常，痒感多以夜间为重，容易导致失眠、焦虑。多数患者有冬重夏轻的表现。

104 | 如何诊断老年瘙痒症？

怀疑老年瘙痒症时，应到皮肤科就诊，进行充分的病史采集和详尽的体格检查，需排除可引起皮肤瘙痒的全身疾病，如糖尿病、肝肾疾病及药物或食物过敏等。另外，还需要排除可引起瘙痒的其他皮肤病，如湿疹、痒疹、神经性皮炎、扁平苔藓、大疱性类天疱疮等，这些疾病均有原发的皮肤损害，应注意鉴别。如无以上情况，才考虑为老年瘙痒症。

105 | 老年人为什么易患老年瘙痒症？

老年人易患老年瘙痒症，与其生理变化、生活习惯等密切相关。

（1）老年人皮肤老化萎缩，皮脂腺和汗腺的分泌功能降低，导致皮肤表面的皮脂和汗液减少，皮肤屏障功能减退，皮肤易干燥、敏感。

（2）老年人新陈代谢减慢，若过度忌口，易导致皮肤营养状况变差，加重皮肤干燥和瘙痒。

（3）当皮肤发生瘙痒时，老年人习惯不停地搔抓，甚至借助工具抓挠，反复的刺激容易使皮肤反应性增厚，甚至出现苔藓样变，使皮肤屏障进一步破坏，进入"越痒越挠、越挠越痒"的恶性循环。

（4）干燥的皮肤容易脱屑，出现这种现象时，一些老年人会误以为是皮肤不干净而进行过度清洁，如频繁地洗澡、长时间热水浸泡、搓澡、使用强效清洁剂，甚至使用酒精、碘伏反复擦拭皮肤等，这些方法会去除保护皮肤的皮脂，使原本就不健全的皮肤屏障进一步破坏，从而加重皮肤瘙痒。

（5）冬季空气干燥、湿度低，皮肤表面水分易蒸发，皮肤屏障功能会弱化。

（6）化纤品、皮毛类及羽绒类衣物产生的静电会使皮肤水分减少、皮屑增多。

106 | 如何治疗老年瘙痒症？

（1）一般治疗：症状较轻时，主要以修复皮肤屏障为主，避免过度搔抓和过度清洁，最重要的是坚持每天全身多次涂抹润肤霜，尤其是洗澡后，可促使皮肤表面形成人工油脂膜，以减少皮肤水分丢失，减轻皮肤干燥和瘙痒。推荐使用含尿素、维生素E、硅油等成分的软膏或药妆类身体乳。

（2）外用药物：如果瘙痒症状改善不明显，可加用外用药膏。首先考虑外用止痒药，如含薄荷、樟脑等成分的药膏及炉甘石洗剂等，以刺激神经末梢传递冷感觉而掩盖瘙痒感。其次可考虑使用表面麻醉药，如复方利多卡因软膏等，也有抗瘙痒作用。另外，钙调神经磷酸酶抑制剂（如0.1%他克莫司软膏）的抗炎作用与中强效糖皮质激素相当，却不会出现皮肤萎缩变薄、毛细血管扩张等一系列长期应用糖皮质激素所引发的不良反应，从而有效抑制皮肤神经纤维生长，修复皮肤屏障，由于其控制瘙痒效果更佳，已被许多指南推荐为治疗老年瘙痒症的一线用药。多磺酸黏多糖作为一种天然存在的有机肝素类化合物，既有皮肤保湿作用，也有抗炎、抑制炎症复发等功效，因此，也可作为治疗老年瘙痒症的一线外用药。

（3）口服药物：如果应用外用药收效甚微、瘙痒仍严重者，需要口服药物治疗。抗组胺药是最常用的药物，二代抗组胺药（如氯雷他定、西替利嗪、依巴斯汀等）较一代抗组胺药疗效好，不良反应少，可优先考虑使用。如瘙痒严重且影响睡眠时，可以考虑睡前口服一代抗组胺药，如马来酸氯苯那敏、苯海拉明、异丙嗪等，利用其较强的中枢神经抑制作用来助眠，但在使用过程中应谨防摔倒。此外，还可选用μ型阿片受体拮抗剂（如纳洛酮、纳美芬等）、κ型阿片受体激动剂（如布托啡诺、纳呋拉啡等）、抗惊厥药（如加巴喷丁、普瑞巴林等）、选择性5-羟色胺再摄取抑制剂（如帕罗西汀、氟伏沙明等）、三环类和四环类抗抑郁药（如多塞平、米氮平等）及沙利度胺等药物。应用上述口服药物时，应足量、足疗程，不能突然停药或过早换药。上述药物不可随意乱用，使用过程中应遵医嘱，避免药物滥用。

（4）物理治疗：临床治疗中，还可以配合物理治疗以达到更好的止痒效果。紫外线疗法是治疗皮肤瘙痒的一种非药物治疗方法，通常选用窄谱中波紫外线治疗，不建议使用长波紫外线治疗，以免诱发老年人皮肤癌的发生。如果治疗过程中出现皮肤或全身不适，应立即停止治疗，并紧急就医。

（5）中医药治疗：可以作为一种可供选择的治疗方法，中医认为本病属血虚风燥，治疗宜养血、祛风、安神。

107 | 如何预防老年瘙痒症？

（1）洗澡要讲究：老年人秋冬季节洗澡次数不宜过多，一般每周1～2次即可；水温不宜过高，一般选择35～40℃温水；洗澡时间不宜过长，一般15～20分钟最好；应少用或不用浴液，使用浴液时应选用中性或弱酸性产品；洗浴过程中应尽量避免揉搓。

（2）润肤要及时：建议老年人尤其是曾患过老年瘙痒症者，入秋开始就应该经常全身涂抹保湿润肤剂，尤其是洗浴后更应及时在全身或容易发生瘙痒的部位涂抹，并轻轻按摩，让皮肤完全吸收，有助于皮肤表面形成油脂膜，更好地锁住水分。室内有暖气时，可使用加湿器保持空气湿润，以减少皮肤水分丢失。

（3）衣物选纯棉：贴身衣物应尽量选取舒适、松软的棉质品或丝织品，避免皮肤与化纤品、皮毛类和羽绒类衣物直接接触。新买的衣物应水洗后再穿，防止衣物中的甲醛刺激皮肤。洗衣用品应选择中性洗涤剂，清洗要彻底。

（4）饮食要合理：合理搭配饮食，多吃新鲜蔬菜、水果及肉蛋奶类食物。新鲜的水果蔬菜富含维生素和膳食纤维，可保持粪便通畅，促进新陈代谢，有利于控制瘙痒症状；肉蛋奶中富含优质蛋白和不饱和脂肪酸，可均衡人体营养，增强机体免疫力。此外，烟、酒、浓茶、咖啡、辣椒等刺激性食物可诱导或加重瘙痒，因此，应忌烟酒，少饮浓茶、咖啡，少食辣椒等食物。另外，老年人应多饮水，补充水分对老年瘙痒症的治疗和预防也是极其重要的。

（5）生活要规律：老年人应注重规律生活，保持良好的作息习惯，不要过度劳累，忌熬夜，保证每天排1～2次黄色成形便。还可进行适当运动，促进汗液排出，加速皮肤新陈代谢。

（6）心情要愉悦：保持心情舒畅、愉悦，防止精神因素加重全身瘙痒。如因皮肤瘙痒导致心情烦躁时，要及时做自我调节，可通过看电视、听广播、参加文娱活动、与老朋友聊天等方式分散注意力，以达到缓解痒感的目的。此外，家人也应多给予老年人精神安慰和关心，以帮助他们克服不良情绪。

（7）搔抓要适度：老年人皮肤瘙痒时切勿用力搔抓，以免抓破而继发感染，更不要在固定部位反复搔抓，以免加重皮肤屏障破坏，进入"越痒越挠、越挠越痒"的恶性循环。

108 | 对老年瘙痒症的认识误区有哪些？

（1）老年瘙痒症是传染病：入冬之后，一些老年人发现不仅自己皮肤瘙痒，老伴也出现这种现象，有可能家里其他人也会陆续出现不同程度的瘙痒，就认为老年瘙痒症是传染病，从而产生很严重的恐惧和自责心理，不敢接触孩子和他人，其实这种认识是错误的。老年瘙痒症本身没有传染性，共同患病是由于冬季天气干燥加之相同的生活习惯等因素所致，发病的个体之间没有关联性。

（2）不洗澡或过度洗澡有利于控制瘙痒：老年人不洗澡和过度洗澡的做法都是不可取的。如果不洗澡，皮肤表面污垢增多，自然衰亡细胞存积，容易堵塞皮脂腺和汗腺，滋生细菌，细菌刺激皮肤反而会引发或加重瘙痒；而过度洗澡则会破坏皮肤屏障，引发皮肤干燥、瘙痒。

（3）搔抓直至抓破才能止痒：有些老年人认为抓破了、抓疼了就不痒了。其实不然，由于痛觉和痒觉在神经传导通路上有交集，所以痛觉刺激更显著时就掩盖了痒觉，并不是消除了痒觉，而不断搔抓会使皮肤反应性增厚甚至破溃、化脓，导致皮肤屏障破坏。往往痛觉刺激过后，痒感会更严重。

（4）润肤霜对皮肤有害：一些老年人认为润肤霜是化学制剂，对皮肤有害，还可能导致过敏，从而拒绝使用。实际上这种认识是不正确的，润肤剂里一般含有尿素、维生素E、硅油等成分，对皮肤没有伤害，可以放心使用。但有些产品里含有香料、酒精等成分，有可能加重瘙痒症状，应注意甄别。

（5）老年瘙痒症都是食物过敏导致的：很多老年人一旦患病，就认为是食物过敏导致的，从而忌食所有蛋奶、鱼虾、牛羊肉等所谓易过敏的食物，其实这种做法是不科学的。老年瘙痒症的诱因不尽相同，不排除与饮食相关，但大多数情况是无关的，只要进食某种食物后未感觉瘙痒加重，就可以继续食用。

总之，老年瘙痒症并不是一种无足轻重的疾病，它严重影响老年人的生活和健康，值得高度重视。防治老年瘙痒症需要多措并举，预防为主，治疗为辅，加深认知水平，走出思维误区，只有这样才能摆脱"痒、痒、痒"，拥抱最美的夕阳红。

二、带状疱疹

一入冬季，皮肤科门诊总会扎堆接诊一批以皮肤"疼痛"为主诉的中老年患者，他们眉头紧锁，治疗愿望迫切。观察"痛"处皮疹，基本是躯体单侧分布的红斑，上面可见大小不等的水疱，这就是俗称的"缠腰龙""蛇盘疮"，临床上称为带状疱疹。

109 | 什么是带状疱疹？

带状疱疹是皮肤科门诊较常见的疾病之一，多见于冬春季节，老年人为高危人群。带状疱疹可发生在皮肤任何部位，最常累及胸背部（高达55%），其次是腰部、颈部及三叉神经分布区域。带状疱疹是由水痘-带状疱疹病毒感染引起的，初次感染时，会以水痘的形式发病，治疗后皮疹会消退，但这种病毒有较强的亲神经性，很难被杀灭，它会暂时脱离皮肤，沿着人体的神经网络移行到脊髓后根神经节潜伏下来。当人体免疫力不足以压制它时，它就会再度繁殖，沿着同样的神经网络返回皮肤，导致受侵犯的部位产生强烈的炎症与疼痛感。

带状疱疹首先出现且贯穿始终的症状就是疼痛，这种疼痛可以是针刺样、电击样、烧灼样或胀痛。大多数患者往往在还未出现皮疹时就已经感受到剧烈的疼痛。一些人先有疲乏、低热等全身症状，之后才会出现皮肤症状，也有少部分患者，疼痛不明显或只出现单侧躯体疼痛而无皮疹，此时需要排除其他可引起病损区域疼痛的疾病。带状疱疹皮损处典型的临床表现为成簇水疱沿单侧周围神经呈带状分布。带状疱疹如未及时得到正确治疗，则可能发生带状疱疹后遗神经痛，即皮疹愈合后仍存在持续1个月以上的疼痛，这是带状疱疹最常见也是最难治的并发症。除此之外，如病毒侵犯到三叉神经眼支，则可诱发角膜炎、角膜溃疡、结膜炎，严重者可致失明；如侵犯面神经和听神经，可有耳鸣、耳聋、眩晕、恶心、呕吐、眼球震颤及患侧面瘫等症状。

110 | 老年人为什么易患带状疱疹？

　　水痘-带状疱疹病毒具有普遍易感性，任何人都可能患带状疱疹，但老年人尤其容易发病。在健康人群中，每1000人就有近4人患有带状疱疹，而65岁以上老年人的发病率会增加3倍，50%的85岁以上老年人至少发生过一次带状疱疹。老年人容易得带状疱疹是因为带状疱疹的发病与个体免疫力密切相关，年龄越大，免疫力则越差，带状疱疹的发病率就越高。另外，当老年人过度劳累或过度劳心时，免疫功能也会减弱，病毒就会再度活跃、趁虚而入，从而导致发病。老年人多合并慢性疾病，如糖尿病、自身免疫性疾病、恶性肿瘤等，相比健康人更容易患带状疱疹，由此看来，带状疱疹有时也是这些疾病的"风向标"。老年人带状疱疹若反复发作，最好做一下全面查体，以排除上述疾病。

111 | 如何治疗带状疱疹？

　　带状疱疹的治疗原则是抗病毒、镇痛、营养神经及防治并发症。
　　（1）一般治疗：患者应加强休息，避免劳累，保持生活规律和心情舒畅。发病后，不要使患侧受压，还应避免洗澡、摩擦等，以免引起水疱破溃，更不要抓挠、挑破水疱，防止继发感染。皮疹应多暴露，不需要包扎，水疱吸收结痂后，待其自行脱落即可，注意不要用手揭。如发生局部感染，可适当选用外用抗生素制剂，严重时可口服或静脉滴注抗生素。饮食上若无特殊忌口要求，应正常进食，选择营养丰富、易消化、富含膳食纤维的食物，以增强机体免疫力。

（2）抗病毒治疗：抗病毒治疗是治疗带状疱疹最重要的手段。带状疱疹的病程平均为2～4周，年龄较大或免疫力较低时病程较长，发生带状疱疹后遗神经痛的概率也会增高。因此，应在患者出现临床症状的72小时内，积极地抗病毒治疗，以最大程度地缩短病程、加快皮疹恢复、阻止并发症的发生。常用药物包括伐昔洛韦、泛昔洛韦、阿昔洛韦、更昔洛韦、喷昔洛韦、溴夫定等，一般疗程为2周左右。如病毒侵犯到三叉神经眼支，应及时使用抗病毒类滴眼液。

（3）镇痛治疗：为了缓解患者的疼痛，可联合使用镇痛药治疗，如钙离子通道调节剂、抗抑郁药、糖皮质激素等，常用药物有加巴喷丁、普瑞巴林、阿米替林等。另外，若老年人疼痛症状严重，日后发生后遗神经痛的可能性增大，应在早期短时间使用糖皮质激素以抑制炎症反应，减轻神经根的炎症后纤维化，从而有利于缓解疼痛和预防后遗神经痛。糖皮质激素多于起病后5～7天应用，常选用醋酸泼尼松片治疗，每天20～30毫克，分2～3次口服，连续服用1周即可。如疼痛仍无法缓解，应及时到皮肤科或疼痛科就诊，以调整治疗方案。

（4）营养神经治疗：水痘-带状疱疹病毒侵犯神经，会造成神经炎性水肿，因此需要营养神经治疗，常用药物有甲钴胺、腺苷钴胺、维生素 B_1、维生素 B_{12} 等。

（5）物理治疗：除口服、静脉滴注及外用药物外，物理治疗也是一项必不可少的治疗方法。可以采用激光、紫外线、红蓝光治疗仪照射等方法，以缓解局部炎症和抑制疼痛。特别是在病程后期，物理治疗对某些患者可起到很好的疗效。

112 | 如何预防带状疱疹？

带状疱疹的发病与自身免疫力下降有关，因此，预防带状疱疹要注意增强免疫力，使病毒无机可乘。

（1）保证充足睡眠和心情舒畅：日常生活中要保持规律作息，保证充足的睡眠，避免熬夜；要保持心情舒畅，心态乐观，避免精神紧张和劳心忧虑，主动给自己减压减负，及时做好自我调节。

（2）注重饮食和适度运动：要合理搭配饮食，均衡摄取各类营养素。多吃一些豆类及鱼、瘦肉等有营养的食物，可以增强机体免疫力。平时还要适度锻炼，有利于增强体质。

（3）接种带状疱疹疫苗：目前是降低带状疱疹患病风险最有效的方法。所有50岁及以上的个体应尽量接种疫苗，即使曾患过带状疱疹也应接种，可有效预防未来再次感染。带状疱疹疫苗安全性良好，一部分人接种后可能会出现轻微反应，如注射部位疼痛和发红、头痛、疲劳及轻微不适感，这些均为正常反应，可自愈，一般无须特殊处理。

113 | 对带状疱疹的认识误区有哪些？

（1）带状疱疹只发生在胸背部和腰部：这种认识是错误的。实际上，带状疱疹可发生在人体任何部位，只要有神经存在的地方，就可能发生带状疱疹，只是胸背部、腰部、颈部及三叉神经分布区域最为常见。

（2）带状疱疹围绕腰部长满一圈就没救了：这种说法没有任

何科学依据。通常情况下，带状疱疹不会导致生命危险。临床常见的带状疱疹仅累及单侧，以身体中线为界，这是因为大多数情况下病毒只在一个部位的神经细胞内复制而致病。当然，也不排除极个别患者出现两个部位神经内隐匿病毒同时复制，从而导致两个部位均发病，这种情况多见于高龄老人、长期使用免疫抑制剂或激素等免疫力极度低下的个体，此时应尽快入院治疗。

（3）吃牛羊肉、海鲜这些"发物"会加重带状疱疹：这样的说法也是不科学的。带状疱疹发病主要是机体免疫力暂时下降导致的，牛羊肉、海鲜中含优质蛋白，可以补充机体所需的营养，增强免疫力。若发病期间不能合理搭配饮食并均衡摄取各类营养素，只吃"蔬菜和米饭"，就会导致机体免疫力下降，延长病程，不利于疾病恢复。

（4）带状疱疹不传染：这种说法是错误的。带状疱疹具有一定的传染性，儿童和老年人最易感。带状疱疹病毒主要通过飞沫和接触传播。家中应勤开窗通风，戴口罩可有效切断飞沫传播途径。接触疱疹的疱液也可能会感染此病，故应避免与患者共用毛巾、衣物，清洗衣物时应分开处理，还可适当使用灭菌消毒液。

三、药疹

门诊常会遇到一些老年人，因受寒着凉吃"感冒药"一段时间后，"感冒"症状消失了，但身上却起了很多皮疹，有时会极其严重，出现全身皮肤黏膜糜烂、脱落，这种情况可能是得了药疹。

114 | 什么是药疹？

药疹又称药物性皮炎，是药物通过各种途径（口服、外用、吸入、注射等）进入人体后引起的非预期皮肤黏膜的炎症反应，属于药物不良反应之一。药物引起的不良反应种类繁多，包括药物不良反应、毒性作用、后遗反应、过敏反应、特异质反应、抗感染药物相关二重感染等。药疹是药物过敏反应中较常见的类型。

115 | 哪些药物可以引起老年人药疹？

几乎所有的药物都可能引起药疹，但诱发老年人药疹的常见药物有以下几类。

（1）非甾体抗炎药：非甾体抗炎药是诱发老年人药疹较常见的药物，该类药物具有抗炎、抗风湿、镇痛、退热、抗凝血等作用，临床上广泛应用于骨关节炎、类风湿关节炎、多种发热和各种疼痛症状，而老年人恰恰是这些疾病的主要患病人群。因此，非甾体抗炎药引起的药疹在老年人群中发病率较高，其代表药物有阿司匹林、对乙酰氨基酚、吲哚美辛、萘普生、双氯芬酸、布洛芬、尼美舒利、罗非昔布、塞来昔布等。

（2）抗菌类药物：易引起老年人药疹的抗菌类药物主要为各种抗生素、磺胺类药物和喹诺酮类药物，其中最常见的是头孢菌素类和青霉素类药物，其次为链霉素、红霉素、氟康唑、磺胺间甲氧嘧啶、磺胺二甲嘧啶、异烟肼、对氨基水杨酸等。

（3）镇静催眠类药物：一些老年人睡眠较差或经常失眠，往往会使用镇静催眠类药物来助眠。少数人使用这些药物后会导致药疹的发生，常见的药物为巴比妥类，代表药物有苯巴比妥等。

（4）抗癫痫药物：引起老年人药疹的常见抗癫痫药物主要有卡马西平、苯妥英钠、拉莫三嗪等。研究证据表明，亚裔人

群的 *HLA-B**1502等位基因与卡马西平所致的重症药疹间有密切的关联，也就是说卡马西平易引起亚裔人群发生重症药疹。因此，在接受卡马西平治疗前进行 *HLA-B**1502等位基因筛查非常有必要。

（5）胰岛素：老年人患糖尿病的比例随年龄增长逐年增高，胰岛素是控制血糖非常重要的药物。极少数患者也会因使用胰岛素而引起药疹。

（6）中（成）药：随着中（成）药的广泛使用，这类药物所致药疹的发生率也显著增加。有资料表明，中（成）药引起的药疹占各种药疹发生率的1%～3%，有些地区可高达12%。引起药疹的药物可以是单株中草药，也可以是复方制剂。

116 | 老年人常见药疹的类型及临床表现是什么？

依据发病的严重程度，药疹可分为普通药疹和重症药疹（表3-2-1）。普通药疹包括发疹型药疹（麻疹型或猩红热型药疹）、固定型药疹、荨麻疹型药疹、光感性药疹、紫癜型药疹等。重症药疹包括重症多形红斑型药疹（Stevens-Johnson综合征）、中毒性大疱性表皮坏死松解症、伴发嗜酸性粒细胞增多及系统症状的药疹（又称药物超敏反应综合征）及急性泛发性发疹性脓疱病等。大多数药疹的发生与用药时间有一定关系。未使用过的药物在初次用药时多不发生药疹，药疹出现于治疗开始后的7～10天；已经使用过的药物，多半在停药再用时出疹，可于数小时或1～2天迅速发病，不规则用药时更易致病。停药后，大多数药疹会逐渐消失，但也有少数药疹迟迟不退。临床上常见的老年人药疹有以下几种类型（表3-2-1）。

表 3-2-1 临床常见的老年人药疹类型及特点

药疹类型	严重程度	易引发药物	皮损好发部位	疾病特点
发疹型药疹	普通药疹	青霉素类药物、非甾体抗炎药、苯巴比妥类药物、磺胺类药物、半合成青霉素类药物等	沿面部、颈部、上肢、躯干向下发展，2～3天遍布全身，伴面部、四肢肿胀，身体褶皱部位较明显	散在或密集的红色针尖样大小至米粒大小的斑疹或斑丘疹，对称、泛发，形态如麻疹样或猩红热样，伴刺痛、瘙痒。发病突然，常伴有畏寒、高热、头痛、全身不适等，50%以上病例在停药后2周皮疹完全消退，可伴糠状脱屑
固定型药疹	普通药疹	非甾体抗炎药、磺胺类药物、巴比妥类药物等	多见于皮肤黏膜交界处（口唇、阴茎头、肛门等），也可见于趾指间皮肤、手背、足背等	服药数小时或数天后发作，表现为局限性的圆形或类圆形水肿性暗紫红色斑疹，单发或多发，边界清楚，稍痒，重者可出现水疱、大疱、糜烂、浅溃疡。每次应用致敏药物后，皮损在同一部位重复出现，愈后留有色素斑
荨麻疹型药疹	普通药疹	青霉素类药物、头孢菌素类药物、非甾体抗炎药、胰岛素等	面部、四肢及躯干	一般用药后数小时出疹，表现为大小不等的风团，多泛发全身，自觉瘙痒，伴有刺痛、触痛，可伴血清病样症状（发热、关节痛、淋巴结肿大、血管性水肿等），严重时可引起过敏性休克
重症多形红斑型药疹	重症药疹	抗癫痫药、非甾体抗炎药、磺胺类药物、巴比妥类药物等	对称分布，躯干、四肢、黏膜可受累	发病突然，表现为皮肤黏膜水疱、糜烂、溃疡，表皮剥脱范围＜10%体表面积，伴高热、咽痛、关节痛、肝肾功能障碍等，病情危重
中毒性大疱性表皮坏死松解症	重症药疹	抗癫痫药、非甾体抗炎药、抗菌类药物、巴比妥类药物、抗痛风药等	初发于面、颈、胸部，迅速融合成片，遍布全身	弥漫性紫红或暗红色斑，迅速遍布全身，出现松弛型水疱或大疱，大面积表皮松解坏死，并覆于糜烂面上，伴大量渗出，触痛明显，累及黏膜，受累面积＞30%。全身中毒症状明显，常因继发感染、肝肾衰竭、电解质紊乱、内脏出血而死亡

117 | 如何治疗药疹？

（1）停用可疑致敏药物：一旦出现药疹，应立即寻找原因，停用一切可疑致敏的药物，避免药物的交叉过敏或多价过敏。

（2）促进药物排泄：应多饮水或采取静脉输液，稀释体内药物浓度，促进药物排泄，以达到迅速缓解症状的目的。

（3）口服及静脉系统药物治疗：轻症者可应用抗组胺药物、维生素C及钙剂治疗。重症者应尽早、足量、足疗程使用糖皮质激素。此外，还可以应用免疫抑制剂（如环孢素、沙利度胺等）、静脉注射用人免疫球蛋白、肿瘤坏死因子α抑制剂，严重者需做血浆置换。

（4）外用药物治疗：应加强对皮损局部皮肤、黏膜的护理，保护皮损部位，防止皮损扩大及医源性损害。对于渗出性皮损，多采用硼酸溶液湿敷，尽早吸出疱液，保持创面清洁、干燥；对于干燥脱屑样皮损，则应给予糖皮质激素外用制剂及润肤剂；有口腔、会阴糜烂时，应保持口腔及会阴的清洁；有眼部糜烂者，应尽力睁眼，每天涂抹眼药膏2次以上。

（5）其他治疗：应注重维持机体水、电解质及酸碱平衡等，预防和控制继发感染，处理好基础疾病及伴随疾病。除此之外，患者还应及时调节心情，保持乐观的心态，积极配合治疗和护理。如能坐起则应多取坐位，适当下地活动，避免压疮等并发症的发生。饮食方面，应摄入高蛋白食物，多吃肉类、蛋类、奶类等食物，还需补充维生素和膳食纤维，多吃蔬菜水果等，进食困难者可饮用新鲜果汁和蔬菜汁。

118 | 如何预防药疹？

（1）明确药物过敏史：在治疗疾病时，患者应主动告知医生药物过敏史，医生应将过敏药物写在病历本的显著位置以引起注意，避免使用致敏药物以及与其结构相似的药物。

（2）精简药物种类：尽量减少用药品种，缓慢增加联用药品，适当选择安全给药途径，避免因滥用药物而增加药疹发生风险。

（3）按规定做皮试：青霉素类药物、头孢菌素类药物、破伤风抗毒素、普鲁卡因等在静脉应用或肌内注射前必须做皮试，且需要到有急救能力的医院或场所进行，皮试阳性者，禁止使用。

（4）及时停药：警惕药疹的前驱症状，如用药后出现发热、皮肤红斑、瘙痒、胸闷、气喘、全身不适等症状时，应及时停药，避免发生严重反应。

119 | 对药疹的认识误区有哪些？

（1）只要用药就会导致药疹：一些老年人认为只要用药就会导致药疹，得病后讳医忌药，这种想法是不对的。一些药物的使用虽可以导致药疹，但发生率很低，总体来看，治病用药利远大于弊。只要注意预防，正确处置，药疹是可防可控的。

（2）发生药疹后可自愈，可以不就诊：在停用致敏药物后，一些药疹多可自愈，但不是所有的药疹都能"不治而愈"，为了不引起更严重并发症，防止普通药疹向重症药疹转化，应及早就医诊治。

四、癣

在日常生活中，人们对癣这种疾病并不陌生，癣也是皮肤科门诊的常见病。虽然这种疾病一般症状较轻，极少会造成生命危险，但是如果长期拖延不治，可能导致病症不断加重，从而对人体健康造成严重影响。因此，在日常生活中应重视这类疾病，及时治疗，避免恶化。临床上，癣可以分为很多类型，老年人常见的有体癣、足癣和甲癣。

120 | 什么是体癣、足癣和甲癣？

（1）体癣：致病性真菌寄生在人体的光滑皮肤上所引起的浅表性皮肤真菌感染，感染源主要为小孢子菌、红色毛癣菌，也有表皮癣菌等。因为真菌喜温暖潮湿的环境，所以体癣表现出夏重冬轻、南方发病率高于北方的特点。典型的临床表现为环形或多环形的红斑，病灶中央皮疹常自愈，边缘向周围不断扩大，可见针头大小的丘疹、疱疹、痂皮及鳞屑，边界清楚，自觉瘙痒。体癣可通过直接接触或间接接触传播。

（2）足癣：俗称"脚气""香港脚"，是在全世界广为流传的一种疾病，尤其在热带和亚热带地区更为普遍。我国足癣的发病率也相当高。足癣由真菌感染引起，皮肤损害往往先单侧（即单足）发生，数周或数月后才感染到对侧，主要累及足趾间、足跖、足跟及足侧缘。根据临床表现可分为水疱鳞屑型、角化过度型、浸渍糜烂型。足癣常反复发作，严重时可继发细菌感染，蔓延至小腿甚至整个下肢，引起丹毒、蜂窝织炎、淋巴管炎、淋巴结炎等疾病。

（3）甲癣：俗称"灰指甲"，属于甲真菌病的一种，老年男性多见。它是由皮肤癣菌侵犯甲床、甲板导致的甲病变，主要病原菌为红色毛癣菌（发病率约80.9%），其次为指（趾）间毛癣菌、絮状表皮癣菌。其临床表现主要为甲板浑浊、增厚、变色、萎缩、翘起、分离、变脆、脱落、表面凹凸不平、钩甲等。根据真菌首先侵入部位的不同，可分为远端侧位甲下型（最常见类型）、白色浅表型、近端甲下型、甲板内型、全甲营养不良型（全甲毁损型）。甲癣传染性强，可自身传染，也可通过直接或间接接触传染他人，顽固难治，复发率高。

121 | 为什么老年人容易得癣？

（1）皮肤屏障功能减退：老年人皮肤老化萎缩，皮脂腺和汗腺分泌功能降低，导致皮肤屏障功能减退，皮肤癣菌易定植增生。在日常生活中老年人喜日晒，适度日晒有利于身体健康，但过度日晒易造成紫外线灼伤皮肤，皮肤变干燥，从而破坏皮肤屏障，导致皮肤病变。

（2）机体免疫力下降：随着年龄的增长，老年人免疫力会逐渐下降，且易罹患糖尿病、肝肾功能不全、肿瘤等慢性疾病，或因病长期使用免疫抑制剂、糖皮质激素等药物造成免疫力下降，对真菌感染缺乏足够的抵抗力，从而导致疾病的发生。

（3）接触患癣的宠物：随着人们生活水平的提高，宠物走进了千家万户，尤其是老年人喜欢饲养猫、犬等宠物为伴，但是宠物身上很容易滋生真菌，在与人亲密接触的过程中易直接或间接传染给人类，从而引起人类患癣。

122 | 临床常用哪些检查来确诊癣？

癣需要通过体格检查、真菌学检查、组织病理学检查等确诊。

（1）体格检查：体癣的体格检查主要是观察皮损部位是否有环形或多环形的红斑，边缘是否有丘疹、疱疹、结痂或鳞屑等，边界是否清楚，是否伴有瘙痒症状。足癣主要是观察双足是否有水疱、角质增厚、粗糙、脱屑、浸渍、糜烂等表现。甲癣主要是观察双足和双手甲板是否有浑浊、增厚、变色、萎缩、翘起、分离、变脆、脱落、表面凹凸不平、钩甲等表现。

（2）真菌学检查：真菌镜检是确诊癣最常用的检查方法。用钝刀从皮肤损害边缘、足趾缝、甲板患处等部位刮取鳞屑或刮取变色松脆的甲屑，在显微镜下检查，可观察到皮屑内是否有菌丝和孢子。少数情况下也会采用真菌培养的方法，对刮取的皮屑或甲屑进行培养，寻找是否有皮肤癣菌生长。

（3）组织病理学检查：在诊断浅部真菌病时，组织病理学检查使用较少，仅在高度怀疑真菌感染，但多次取材均未检出真菌的情况下可能采用，一般多用于深部真菌病的诊断。操作方法一般为取患处肉芽肿病变进行病理检查，确定是否存在真菌菌丝和孢子。

123 | 如何治疗癣？

癣的治疗主要以局部治疗为主，如皮肤损害面积广泛或局部治疗效果不佳时，则需要进行全身治疗。经过合理治疗后可以有效缓解癣的症状，大部分人可以完全治愈。

（1）消灭传染因素：因癣大都存在自身传染，故治疗过程中应同时治疗所有部位的癣病，如头癣、手癣、足癣、甲癣、体癣等。还应避免与其他患有癣病的人或动物接触，否则即使治疗好了也会因再次感染真菌而复发。

（2）坚持正确用药：许多药物都可以治疗癣病，但有些患者试遍了各种药物还是"治不好"，究其原因主要是没有合理、足量及足疗程用药。治疗体癣和足癣的外用药可用酮康唑乳膏、硝酸益康唑乳膏、联苯苄唑乳膏、特比萘芬乳膏等各种唑类、丙烯胺类抗真菌药。外用药治癣简单易行，但必须坚持每天涂药 1～2 次，涂药范围要稍大于皮损面积。治疗体癣的疗程一般为 2～4 周，足癣为 4～6 周，治疗过程中千万不要"三天打鱼两天晒网"，即使皮疹消退、瘙痒不明显了也要坚持用足疗程。甲癣的外用药治疗可选用盐酸阿莫罗芬搽剂、环吡酮胺甲涂剂等，施用于病甲上，每周 1～2 次，指甲一般需持续用药 6 个月，趾甲需 9～12 个月。如局部治疗控制不佳，可考虑联合全身治疗，常用的药物有伊曲康唑、特比萘芬等，不同疾病用量及服药周期不同，需在医生指导下使用。

（3）慎用皮质类固醇软膏：一般情况下，癣的治疗不主张使用激素类药物，因为癣是真菌感染引起的，激素不但不能杀灭真菌，反而会促进其生长和繁殖，使癣病发展得更快、更严重。但少数情况下，如皮损边缘炎症较重时，使用抗真菌药物的同时可少量短程外用皮质类固醇软膏，以减轻局部炎症，有利于迅速控制症状。

（4）继发感染时及时外用抗生素类制剂：癣病常有瘙痒症状，过度搔抓后易导致皮肤破溃，继发细菌感染，此时应及时外用抗生素类制剂，如夫西地酸乳膏、红霉素软膏等，也可使用碘伏等局部消毒，控制感染。

124 | 如何预防癣？

（1）做好皮肤护理工作，要经常使用润肤剂，避免过度日晒，户外活动涂抹防晒霜，以修复和保护皮肤屏障。

（2）穿着宽松，尽量穿吸水性好的柔软棉质内衣裤、袜子，防止局部潮湿，滋生真菌。

（3）养成良好的卫生习惯，保持皮肤清洁干燥，勤洗勤换衣物、被褥、鞋袜。

（4）不使用他人内衣裤、鞋袜、被褥及洗浴用品，尤其是癣病患者的物品，还要尽量避免与患者直接接触，防止传染。

（5）避免与患癣病的动物直接或间接接触，特别是猫、犬、兔等。

（6）使用无法分开的公共设施（如浴盆、浴缸等）时，在使用前应注意消毒。

（7）不用宾馆、旅店等公共场所提供的公共拖鞋、浴巾、洗脚盆等，尽可能使用一次性拖鞋、毛巾等卫生洁具。

（8）注意合理调整饮食，增加微量元素、矿物质、维生素及蛋白质的摄入，多吃蔬菜、水果以及菌类、肉类、蛋类、奶类等食物，以达到营养均衡，增强抵抗力。

（9）注重规律生活，保持良好的作息习惯。适当运动，加速皮肤新陈代谢，提高机体免疫力。

（赵　华）

第三节　老年人其他常见病症

一、发热

125 | 什么是发热？

发热是指机体在致热源作用下或其他原因引起的体温调节中枢功能障碍时，体温升高超出正常范围。正常人的体温受体温调节中枢调控，并通过神经、体液因素使产热和散热达到动态平衡，维持体温在相对恒定的范围内。体温 > 37.3 ℃，即为发热。

正常人体温一般在 36 ~ 37 ℃，可因测量方法不同而略有差异。一天 24 小时内，下午体温较清晨稍高，剧烈运动、活动或进餐后体温也略有升高，但波动范围多不超过 1 ℃。老年人因代谢率偏低，体温相对低于青壮年。另外，暴露于高温环境时，体温也可轻度升高。

以口腔温度为标准，可将发热分为 4 种：①低热（37.3 ~ 38.0 ℃）；②中热（38.1 ~ 39.0 ℃）；③高热（39.1 ~ 41.0 ℃），小儿体温 > 40.0 ℃；④超高热（41 ℃以上）。

126 | 发热到什么程度会有危险？

体温在 39 ℃以上的高热，会对人体产生损伤（尤其是小儿）。持续高热可引起惊厥（俗称"抽风"），需立即降温并送医院就诊。

由于老年人的基础体温比青壮年低，有时即使发生重症感染，体温也很难达到39 ℃。因此，老年人出现中低热时，若伴有精神萎靡、食欲减退甚至谵妄，也需及时就诊，避免延误病情。

127 | 哪些原因可以引起发热？

发热的病因有很多，临床上可分为感染性和非感染性两大类，以前者多见。

（1）感染性发热：各种病原体（如病毒、细菌、支原体、立克次体、螺旋体、真菌、结核分枝杆菌、寄生虫等）引起的感染，不论是急性、亚急性、慢性，还是局部性、全身性，均可出现发热。老年人比较常见的感染是流行性感冒、普通感冒、急性扁桃体炎、肺炎、急性尿路感染、急腹症、丹毒等。

（2）非感染性发热：常见原因如下。

1）血液病：如白血病、淋巴瘤等。

2）结缔组织病：如系统性红斑狼疮、皮肌炎、类风湿关节炎等。

3）变态反应性疾病：如风湿热、药物热等。

4）内分泌代谢性疾病：如甲状腺功能亢进（简称甲亢）、甲状腺炎、痛风等。

5）血栓及栓塞性疾病：如心肌梗死、肺梗死、肢体坏死等，此时的发热多为吸收热。

6）颅内疾病：为中枢性发热，如脑出血、脑震荡等。

7）皮肤病变：如广泛性皮炎等。

8）恶性肿瘤：各种恶性肿瘤均可引起发热。

9）物理及化学性损害：如中暑、大手术后、骨折等。

10）自主神经功能紊乱：属于功能性发热，如精神紧张、剧烈运动后。

128 | 如何处理发热？

（1）明确原因：确认是感染性发热还是非感染性发热。起病急，伴有寒战、呼吸加快、心率加快等症状，多数是感染性发热。

（2）低热的处理

1）注意休息，多喝水，清淡饮食。

2）物理降温，使用温水擦浴。

3）如果是普通感冒，可考虑加用药物，如感冒清热冲剂、板蓝根冲剂等。如果伴有白细胞计数升高，可在医生指导下加用抗生素治疗。

4）注意观察体温、神志、精神等变化。

（3）中热、高热的处理：当体温＞38.5 ℃时，若上述降温方法效果不佳，应服用退热药。常用退热药有乙酰氨基酚（酚咖片、对乙酰氨基酚）、布洛芬、新癀片等。若伴有精神萎靡、食欲减退甚至谵妄时，需及时就诊。

（4）体温持续上升至40 ℃以上：此时必须及时就医，以免延误病情。

（邹　琳）

二、心悸

129 | 什么是心悸？

心悸指自我感受到心中悸动，并不能自主控制的一种症状。心悸与心脏跳动异常有关，如心跳过快、过慢、强烈或节律不规律等。心悸也可发生于心功能完全正常的情况下，多为对心脏活动过于敏感而致。心跳的频率、节律、强度异常时，都可以出现心悸，其发作可呈一过性、阵发性或持续性。心悸是多种疾病常见的非特异性症状，也是很多心血管疾病患者就诊的主要原因。需要特别注意的是，一部分心悸患者实际上并无器质性疾病，仅仅是感受异常而已。

130 | 心悸的常见病因有哪些？

心悸最常见的病因是各种心律失常，如早搏、心动过速或心房颤动等，但也有相当一部分自觉心悸者并无器质性心脏病，而是由于精神紧张、劳累、情绪激动等因素所造成的主观感觉。

（1）与心脏有关的疾病

1）心动过速：各种原因所致的心动过速，如窦性心动过速、快速心房颤动、心房扑动、房性心动过速、室上性心动过速、室性心动过速等。当上述情况突然发生时，常可感受到心悸。

2）心动过缓：各种原因所致的心动过缓，如病态窦房结综合征、高度房室传导阻滞等。由于心率减慢、舒张期延长、心室充盈度增加，致心脏搏动强而有力从而引起心悸，常出现在心率突然转慢时。

3）各类早搏：早搏有很多种类型，如自己触摸脉搏时，可感受到脉搏"漏跳"，此时会因心脏"漏跳"而感到心悸。

4）某些器质性心脏病：缺血性心脏病、心肌病、心脏瓣膜疾病、先天性心脏病等，均可伴有心悸症状，特别是在疾病进展期、终末期，或者合并心律失常或心功能不全时，常有心悸发作。

（2）心脏负担明显加重：健康人在剧烈体力活动、大量进食水、精神过度紧张、饮用兴奋性饮料、大量吸烟、过量饮酒及喝浓茶时，可引发心悸。

（3）心脏神经症：由自主神经功能失调引起的心血管系统症状，除心悸外，还常有心率加快、心前区刺痛或隐痛、呼吸不畅、头痛、头晕、失眠、易疲劳、注意力不集中等神经症症状。青壮年女性多见，发病常与精神因素有关。

（4）心脏以外原因：贫血、高热、低血糖、甲亢等，均可导致心率加快和心脏搏动加强而引发心悸。活动性肺结核时，即使无明显发热，也易出现心悸，这是结核中毒症状的表现，与交感神经兴奋性增高有关。嗜铬细胞瘤发生阵发性血压升高时，可出现心悸、出汗等症状，与交感神经兴奋有关。

（5）药物不良反应：使用某些药物（如咖啡因、甲状腺片、氨茶碱、麻黄碱、苯丙胺、阿托品、肾上腺素类药物、抗心律失常药物、附子、乌头等），可引发心悸。心悸症状常与服用药物的剂量、诱发的心律失常及个人感受性有关。

131 | 如何确定引起心悸的病因？

心悸症状反复发作且不易缓解时应及时就医，以明确引起心悸的病因。心悸的病因筛查通常以心脏为中心，还需排查全身疾患。需要详细了解患者的病史、目前用药情况、心悸发作的特点等，并辅以相关检查，以助于对病因的判断。心悸发生时的伴随症状，也可为病因诊断提供丰富的信息，此时需要患者详细描述其心悸发生前、发生时、发生后伴随的其他不适症状。

结合病史和体征，医生还需要安排相应的辅助检查，如血糖、血常规、凝血功能、甲状腺功能等化验检查，以及心电图、24小时动态心电图、超声心动图等检查，以了解心脏结构和功能的异常及程度。

132 | 如何预防心悸发作？

预防心悸发作主要在于祛除可能的病因。

（1）保持积极乐观的生活态度。传统医学认为心悸与情志内伤有关，因此，日常生活中应保持心情愉快、精神乐观、情绪稳定，避免生气和情绪过于激动，心虚胆怯者应避免引起惊恐的不良刺激。

（2）生活规律，饮食有节。不饮浓茶、咖啡，不酗酒，戒烟，不熬夜，保证睡眠时间及睡眠质量。进食营养丰富易消化的食物，忌过饱、过饥，忌生冷油腻、辛辣食物。

（3）劳逸结合，适当参加体育锻炼，如散步、太极拳、体操、气功等。

（4）管理好慢性基础疾病，如高血压、心力衰竭、甲亢、糖尿病、冠心病等。

（5）保持良好的生活习惯，保障充足的睡眠时间，积极预防感冒、流感、胃肠炎等。

133 | 如何治疗心悸？

心悸的治疗包括病因治疗和对症治疗。首先要针对引发心悸的器质性心脏病、心律失常、贫血、甲亢及各种感染进行积极的病因治疗。病因祛除后，心悸症状多可部分缓解或完全消失。其次是对症治疗，可根据患者的基础疾病和全身状态，给予镇静、补液、控制心率、降温、调理血压、通便、镇痛等对症治疗，也可在一定程度上缓解心悸症状。没有器质性疾病的患者，在得知检查结果为阴性后，心悸症状会有一定程度的缓解甚至是消失，这得益于患者对疾病恐惧心理的消除及焦虑情绪的缓解。

134 | 心悸突然发作该怎么办？

（1）选择较为安静的环境，采取舒适体位休息。

（2）可以通过深呼吸等措施主动进行情绪的调整和放松。

（3）终止正在从事的剧烈运动，以及吸烟、饮酒、喝咖啡或浓茶等刺激性行为。

（4）如果上述措施无效，应尽快就医，并及时做心电图检查、检测心率、血压、血糖、血氧饱和度、体温等，尽早明确诊断。

（5）服用镇静药物（如安定）或减慢心率的药物（如美托洛尔），可以控制心率过快所致的心悸症状，但并不适用于所有类型的患者。因此，心悸首次发作时，应在医生判断病因后再采取针对性治疗措施。

（高　伟）

三、头晕

135 | 什么是头晕？

头晕是人们常见的症状，也是医生在门诊经常听到的主诉。头晕的表现有头昏眼花、头胀、头重脚轻、天旋地转，可伴有乏力、恶心、呕吐、耳鸣、失眠、情绪不稳等。根据症状的不同，头晕可概括为以下4种类型。

（1）眩晕：头晕的一种表现，其特点是出现视物旋转或自身旋转感。患者经常描述为感觉天旋地转，周围物体都在晃动，不敢睁眼，多伴有恶心、呕吐、出虚汗、血压升高等症状。其发作常有较明显的诱因，如过于疲惫、激动、失眠、饮酒过量等。眩晕发作时，睁开眼睛症状会加重，而闭眼时症状会减轻。病因多见于耳部前庭部病变和颅脑后循环支配区域组织缺血，如梅尼埃病（俗称梅尼埃病）、前庭病变、良性位置性眩晕（又称耳石症）、前庭性偏头痛、脑干病变等疾病。

（2）晕厥前状态：主要表现为晕厥前发生的头昏沉、眼前发黑、胸闷、心悸、乏力等症状，可见于心血管及其他系统疾病，如低血压、贫血、低血容量、低血糖、严重心律失常等。

（3）失衡：指活动中有站立不稳或运动不稳的症状，多见于帕金森病、共济失调、周围神经病等。

（4）头重脚轻感：指阵发性或持续性头晕、头沉及大脑不清晰感，可有头胀、头部发紧感。常见病因为高血压、精神因素及药物不良反应，还可见于过度劳累、睡眠不足等。经过充分休息后，症状可减轻或消失。

136 | 何种情况下的头晕发作需要就医？

头晕并不都预示着疾病，偶尔出现的短暂头晕，多不需要特殊关注，休息后即可缓解，自行居家观察即可。但对已经确诊有高血压、糖尿病、高脂血症、冠心病等疾病的患者，或者老年人及高龄老人突然出现或反复发作头晕，则应引起高度重视，需要就医治疗。

137 | 因头晕而就诊时应注意哪些事项？

引起头晕的原因众多，其病情复杂，不易区分。因此，因头晕而就诊的患者，除了把头晕的主观感受向医生讲清楚外，还要对其他伴随症状进行详细的描述。如果头晕伴有以下症状，建议到相关科室就诊，并携带自己经常服用的药物，以帮助医生进行鉴别诊断。

（1）伴有肢体偏瘫、面瘫、语言障碍、偏盲、复视等症状，要高度怀疑脑卒中，建议就诊神经内科。

（2）伴有耳鸣、耳胀、听力障碍、视物旋转，多为耳部疾病，建议就诊耳鼻喉科。

（3）伴有颈部肌肉僵直、活动不灵、手指麻木，可能是颈椎病，建议就诊骨科。

（4）伴有心悸、胸闷、气短等不适感，建议就诊心内科。

（5）头晕前有生活中重大事件的刺激、显著的生活节奏紊乱及长期处于精神紧张状态的情况，应考虑为精神心理疾病导致的头晕，建议到精神心理科就诊。

138 | 头晕发作时应注意哪些事项？

发生头晕时，要终止运动，借助外力使身体保持稳定平衡，谨防跌倒。感到头晕时，可立即坐下或躺下，或者在黑暗的房间里闭眼休息，这些做法对缓解头晕都有所帮助。

眩晕与其他类型的头晕有明显的区别，其处理措施也会因病因的不同而有差异。如果症状描述不准，区分不清，常会导致医生的错误判断和处理。因此，应学会区分不同类型的头晕，学会对其进行准确的表述，让医生尽快且详实地了解病情，从而采取正确有效的治疗措施，避免患者的身体受到不必要的伤害。

（朱　兵）

四、呼吸困难

139 什么是呼吸困难？

呼吸困难是指患者主观上感到空气不足、呼吸费力，客观上表现为呼吸运动用力，严重时可出现张口呼吸、鼻煽、端坐呼吸，甚至发绀、呼吸辅助肌参与呼吸运动等，可伴有呼吸频率、深度及节律的改变。按症状发生的快慢，可将呼吸困难分为急性、慢性和反复发作性3种类型。

140 哪些疾病可引起呼吸困难？

引起呼吸困难的原因有很多，主要为呼吸系统和心血管系统疾病。

（1）呼吸系统疾病

1）气道阻塞：如喉、气管、支气管的炎症、水肿、肿瘤或异物所致的狭窄或阻塞，以及支气管哮喘、慢性阻塞性肺疾病等。

2）肺部疾病：如肺炎、肺脓肿、肺结核、肺不张、肺水肿、弥漫性实质性肺疾病等。

3）胸壁、胸廓、胸膜腔疾病：如胸壁炎症、严重胸廓畸形、胸腔积液、自发性气胸、结核、外伤等。

4）神经肌肉疾病：如重症肌无力累及呼吸肌、药物导致呼吸肌麻痹等。

5）膈运动障碍：如膈麻痹、大量腹水、胃扩张、腹腔巨大肿瘤等。

（2）循环系统疾病：常见于左心衰竭和（或）右心衰竭、肺栓塞、原发性肺动脉高压等。

（3）中毒：常见于糖尿病酮症酸中毒、吗啡类药物中毒、有机磷杀虫剂中毒等。

（4）神经精神类疾病：如脑出血、脑外伤、脑肿瘤、脑炎等颅脑疾病引起的呼吸中枢功能障碍，以及精神因素所致的呼吸困难（如焦虑症、癔症等）。

141 | 出现呼吸困难时该如何处理？

少数呼吸困难是由劳累、精神紧张因素引起，休息后短时间内可缓解；绝大部分呼吸困难有十分严重的基础疾病，需要及时就医，以免延误病情。老年患者还需要了解以下呼吸困难的处理原则，就医时积极做好配合，以便尽快得到有效治疗。

（1）需尽快查明病因

1）发作性呼吸困难伴哮鸣音多见于支气管哮喘。夜间发作且伴有粉红色泡沫痰，多见于心源性哮喘（急性左心衰竭）。

2）突发性呼吸困难伴有声音嘶哑，见于急性喉水肿，如伴有刺激性咳嗽，多见于气管异物吸入等。

3）呼吸困难伴发热，多见于肺炎、肺脓肿、肺结核、胸膜炎、急性心包炎等。

4）呼吸困难伴一侧胸痛，可见于大叶性肺炎、急性渗出性胸膜炎、肺栓塞、自发性气胸、心绞痛、急性心肌梗死、支气管肺癌等。

5）呼吸困难伴咳嗽、咳痰，见于慢性支气管炎、阻塞性肺气肿继发肺部感染、支气管扩张、肺脓肿等。伴粉红色泡沫痰则多见于急性左心衰竭。

6）呼吸困难伴意识障碍，见于脑出血、脑膜炎、低血糖、糖尿病酮症酸中毒、尿毒症、肺性脑病、急性中毒、休克型肺炎等。

（2）就医前和就医时的注意事项

1）患者应首先告知医生自身呼吸困难的发病特点。

2）吸氧，保持平静，卧床休息。

3）如平卧后呼吸困难加重，则改为半卧位，并及时监测血压、心率及血氧饱和度。

4）如有糖尿病病史，应监测血糖。

5）如既往有类似发作，可首先采用先前使用过的治疗方法。既往有哮喘发作史者，可吸入沙丁胺醇气雾剂、布地奈德福莫特罗粉吸入剂等；既往有心绞痛发作史者，可口含速效救心丸或硝酸甘油等。

（邹　琳）

五、腹泻

142 ｜ 什么是腹泻？

腹泻俗称"拉肚子"，指每天大便次数明显超过了平常的习惯，1天内大便3次或3次以上，并且粪便稀薄、不成形，为糊状或水样便，有时还带有未消化的食物或脓血、黏液。腹泻时还经常伴有腹部疼痛、恶心、呕吐、排便急、发热等症状。布里斯托粪便性状分型法（图3-3-1）可作为腹泻的衡量标准。

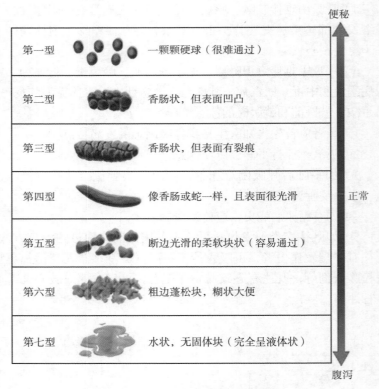

图3-3-1　布里斯托粪便性状分型法

注：第一型和第二型表示有便秘；第三型和第四型是理想的便型，特别是第四型，是最容易排便的形状；第五型、第六型和第七型表示可能有腹泻

143 | 腹泻的常见类型有哪些？

按照症状缓急，可将腹泻分为急性和慢性2类。急性腹泻是指发病急而持续时间为2～3周的腹泻；慢性腹泻是指持续时间

在4周以上，或间歇期在2～4周的复发性腹泻。急性腹泻的原因：①感染（如急性胃肠炎），大多数伴有发热、腹痛及白细胞增多等情况，少数严重者会有恶心、呕吐、发热、寒战、食欲不振，甚至出现脱水、酸中毒、休克等；②因食用未煮熟的扁豆、有毒的蘑菇及河豚等，发生食物中毒；③受凉、食物不消化、食物过敏等也是致病因素；④药物（如泻药）的不合理使用也是病因之一。

细菌性食物中毒是急性胃肠炎最常见的病因，由于食用被细菌或其他毒素污染的食物而引起。患者于发病前1～2天有食用可疑食物的病史，并且往往是同桌吃饭的多人或同一单位（集体就餐）的集体发病。这种细菌性食物中毒多于饭后1～24小时急性发病，除腹泻外，还常伴有全身发冷、发热、恶心、呕吐、腹痛等症状，粪便可能是糊状或水样，呈绿色或黄色，有时还混有部分未消化的食物及少量黏液，偶尔带脓血。

急性细菌性痢疾是比较常见的一种肠道传染病，由志贺菌属（又称痢疾杆菌）引起。因直接接触痢疾患者或食用不干净的食物而发病。潜伏期为1～2天，然后出现发热、腹痛、腹泻，排便急又总感觉排不干净，排完了还有便意，粪便稀且带有黏液和脓血。

144 | 腹泻的临床表现有哪些？

（1）起病急，有时伴有发热、腹痛。

（2）病变在左下腹（直肠、乙状结肠部位）的患者，多有排便急又总感觉排不干净、排完了还有便意的感受，每次粪便量少，有时只排出少量气体和黏液，有时还混有血液。

（3）如果病变在小肠，则腹泻就没有排便急又排不干净的感觉，粪便常不成形，颜色淡，量较多。

（4）慢性胰腺炎和小肠吸收不良的患者，粪便中可见油滴、泡沫多，并且含有食物残渣，有恶臭。

（5）霍乱的粪便性状与米泔水一样；血吸虫病、慢性痢疾、直肠癌、溃疡性结肠炎等疾病引起的腹泻，粪便中常带有脓血。

145 | 腹泻的诊断与鉴别诊断原则有哪些？

诊断腹泻的关键是对原发疾病或病因的诊断。医生的诊断需要从起病情况、病程、发病年龄、发病人群、腹泻次数与粪便性质、伴随症状与体征、常规化验特别是粪便检验中获得依据。

对急性腹泻的诊断应根据病史、发病季节、伴随的全身症状等，首先鉴别是病毒、细菌、寄生虫等引起的感染性腹泻，还是食物中毒、药物或其他疾病引起的腹泻。致病菌的明确有赖于粪便培养。

对慢性腹泻可通过病史、体格检查、肛门直肠指诊及粪便常规培养做出诊断，甚至需要通过查找寄生虫虫卵和脂肪滴以及消化道内镜和活检等来明确诊断。首先应明确腹泻是源于小肠还是结肠。如为小肠性腹泻，应进一步做钡剂检查、小肠镜及其他实验室检查，以确定是器质性还是功能性病变；如为结肠性腹泻，应做结肠镜检查，以观察有无肿瘤、溃疡性结肠炎、克罗恩病等。

146 | 如何治疗和预防腹泻？

（1）一般治疗

1）尽量卧床休息。对于病情较轻、可进食的患者，可在有效补液和抗感染治疗的同时，给予适当的饮食。饮食应少食多餐，以清淡流质或半流质食物为宜，适量补水，预防或治疗轻微的脱水。宜选用细软、易消化的食物，以富含维生素的高热量饮食为主，如稀粥、面片、细面条、鸡蛋糕、新鲜蔬菜叶等。应限制油脂食物，慎用牛奶、豆浆等易胀气的食物，禁用辛辣、生冷、含纤维素多的食物及凉饮料。

2）纠正水、电解质、酸碱平衡紊乱和营养失衡。通过补液来补偿胃肠道液体的丢失很重要。对于绝大多数患者，不论什么病因引起的急性腹泻，其所致的容量不足都可以通过口服补液盐得到有效治疗。

3）如果持续呕吐或明显脱水，出现重度容量不足，则需要及时就诊，行静脉补液治疗，补充葡萄糖盐水及其他相关电解质。静脉补液首选乳酸林格液或5%葡萄糖/乳酸林格液，也可用生理盐水。同时，应根据患者的一般情况，补充维生素、氨基酸、脂肪等营养物质。

（2）对症治疗

1）止泻治疗：蒙脱石散每次1袋，1天3次，用温开水冲服。蒙脱石散具有层纹状结构和非均匀性电荷分布，对消化道内的病毒、细菌及其产生的毒素有固定、抑制作用，对消化道黏膜有覆盖作用，可以修复、提高肠道黏膜屏障对攻击因子的防御功能，降低结肠的过高敏感性，恢复胃肠道上皮组织的吸收和分泌功能。双八面体蒙脱石不被胃肠道吸收，不进入血液循环，可连同所固定的攻击因子随消化道蠕动而排出体外，是目前应用比较广泛的止泻药。

2）调节肠道微生态：益生菌（如地衣芽孢杆菌、枯草杆菌二联活菌、嗜酸乳杆菌、双歧杆菌三联或四联活菌等）可以调节肠道正常菌群，减少致病菌群的过度生长，可有效治疗腹泻。

3）药物治疗：呕吐、腹痛等症状明显者，需要就医，必要时服用止吐药、解痉药等。解痉镇痛类药物，如调节动力药（如曲美布汀）和胃肠道解痉药（如匹维溴铵）是治疗功能性慢性腹泻的重要药物，不但可调节胃肠道动力，有效缓解肠易激综合征腹泻患者的总体症状（尤其对合并腹痛的患者疗效较明显），而且可减少胃肠道分泌功能。山莨菪碱具有解痉作用，但青光眼、前列腺肥大、严重炎性肠病患者慎用。

（3）病因治疗

1）抗感染治疗：感染性腹泻根据病因不同，可选用针对性的抗生素，如诺氟沙星等氟喹诺酮类药物，但不应常规使用抗生素。腹泻的原因很多，总体可分为感染性腹泻和非感染性腹泻，前者多呈急性腹泻，非后者多呈慢性腹泻。黄连素一直作为非处方药以治疗腹泻，但只适用于感染性腹泻，轻型炎症时可选用黄连素，重型者则必须就医，并使用抗感染作用较强的抗生素。

2）其他治疗：如果有乳糖不耐受，不要进食乳制品；慢性胰腺炎患者可以补充多种消化酶；药物相关的腹泻，应立即停用有关药物。

（4）预防

1）严把食物卫生关是预防急性腹泻的关键。搞好饮食、饮水卫生和粪便管理，大力消灭苍蝇，这些都是预防该病的有效措施。冰箱内的食物要生熟分开，进食前要重新烧熟。

2）饭前便后要洗手，蔬菜瓜果生吃前要消毒，外出度假要选择干净卫生的饭店。

3）大部分急性腹泻是由细菌和病毒感染所致，预后良好。如果持续有腹泻症状或伴腹痛、呕吐、发热等，应及时就诊并仔细排查是否有肠道传染病或合并其他疾病。

（伍银桥）

六、便秘

147 | 什么是便秘？

便秘是常见的临床症状，表现为排便次数减少、粪便干硬和（或）排便困难。排便次数减少指每周排便少于 3 次。排便困难包括排便费力、排出困难、排便不尽感、肛门直肠堵塞感、排便费时及需要手法辅助排便等。慢性便秘的病程至少为 6 个月。

随着饮食结构改变、生活节奏加快及社会心理因素的影响，慢性便秘的患病率呈上升趋势。我国成人慢性便秘的患病率为 4.0% ～ 10.0%。慢性便秘患病率随年龄增长而升高，多项以社区为基础的大规模流行病学调查研究结果显示，慢性便秘的患病率在 60 岁及以上老年人群中为 15.0% ～ 20.0%，84 岁及以上者可达 20.0% ～ 37.3%，在接受长期照护的老年人中甚至高达 80.0%。女性慢性便秘患病率高于男性。

148 | 慢性便秘有哪些类型？

慢性便秘可由多种因素引起，包括结直肠和肛门的功能性疾病、器质性疾病及药物因素等。

　　功能性疾病所导致的便秘主要是由于结肠、直肠和肛门的神经平滑肌功能失调所致，包括功能性便秘、功能性排便障碍及便秘型肠易激综合征等。引起便秘的器质性疾病主要包括代谢性疾病、神经源性疾病、结肠原发疾病（如结肠癌）等。老年人常用的可引起或加重便秘的药物有镇痛药、抗精神病药、抗过敏药、解痉药、抗帕金森药、含碳酸钙或氢氧化铝的抗酸剂、铋剂、铁剂、降压药及利尿药等。

　　慢性便秘根据病因可进一步分为原发性便秘（也称特发性便秘或功能性便秘）和继发性便秘。继发性便秘与多种因素有关，主要源于药物因素和器质性疾病因素（表3-3-1）。

表3-3-1　导致慢性疾病的药物和器质性疾病相关因素

药物相关因素	器质性疾病相关因素
抗胆碱能药物：抗组胺药（苯海拉明）、解痉药（双环维林、薄荷油）	机械性梗阻：结肠癌、其他肠内或肠外包块、肠道狭窄、直肠前突术后异常
抗精神病药物（氯丙嗪）、三环类抗抑郁药（阿米替林）及抗帕金森药物（苯托品）	代谢性疾病：甲状腺功能减退症、糖尿病、高钙血症、低钾血症、低镁血症
镇痛药：阿片类药物（吗啡）、非甾体抗炎药（布洛芬）	
抗惊厥药：卡马西平	慢性肾功能不全
抗高血压药：钙通道阻滞剂（维拉帕米）、利尿药（呋塞米）、作用于中枢神经的药物（可乐定）、β受体阻滞剂（阿替洛尔）	妊娠
	肌病：淀粉样变性、硬皮病、皮肌炎、强直性肌营养不良
抗心律失常药：胺碘酮	
其他抗抑郁药：单胺氧化酶抑制剂、5-羟色胺受体拮抗剂（昂丹司琼）	神经病变：帕金森病、脊髓损伤、脑血管疾病、截瘫、多发性硬化症
胆汁酸螯合剂：考来烯胺散、考来替泊	
含阳离子的药物：含铝（抗酸剂）、钙（抗酸剂）、铁（硫酸亚铁）、铋、锂等的药物	肠神经病变：先天性巨结肠病、慢性假性肠梗阻
化学治疗药物：长春花生物碱（长春新碱）、烷化剂（环磷酰胺）	肛门直肠疾病：肛裂、肛门狭窄
拟交感神经药物：麻黄碱、特布他林	

老年人出现便秘应及时就医，不要乱吃药。医生在治疗便秘时会首先明确是源于器质性疾病还是药物相关原因，因此，询问病史、全面体格检查及相关实验室检查十分重要。

149 | 慢性便秘有哪些危害？

（1）加重心脑血管疾病：老年人常患有心脑血管疾病，便秘时排便费时费力，导致腹压增高、血压升高、心肌耗氧量增加，易诱发脑出血、心绞痛、心肌梗死而危及生命。

（2）粪石性肠梗阻和肠壁溃疡：粪便长时间停滞在乙状结肠或直肠，水分被吸收，粪块变硬，甚至形成"粪石"，可堵塞肠腔，从而导致肠梗阻，"粪石"长时间压迫肠壁还可形成肠壁溃疡。

（3）诱发憩室病和憩室炎：老年人结肠平滑肌张力降低，肌层变薄，慢性便秘患者的结肠内压增加，易使肠壁薄弱处膨出而形成憩室。另外，便秘导致憩室内的粪便不能及时排空，易诱发憩室炎。

（4）诱发或加重痔疮和直肠脱垂：便秘患者排便时用力屏气，直肠颈压力增高，阻断静脉回流，可诱发或加重痔疮。老年人盆底组织薄弱而松弛，再加上便秘所致的排便困难，腹内压长期增高，可诱发或加重老年人直肠脱垂，即脱肛。

（5）增加结肠癌风险：便秘患者的粪便长期滞留在结肠，粪便中各种致癌物质浓度升高，与结肠黏膜接触时间延长，会增加患结肠癌的风险。

（6）结肠黑变病：长期便秘并经常应用蒽醌类泻药，易发生结肠黑变病。

（7）诱发缺血性结肠炎：慢性便秘增高肠腔压力，致使肠黏膜血液供应减少，会增加缺血性结肠炎的发生风险，这是老年人缺血性结肠炎的重要危险因素。

（8）精神心理障碍：慢性便秘可导致患者坐立不安、精神萎靡、注意力不集中，甚至发生失眠、焦虑、抑郁，从而影响生活和工作，降低生活质量和工作效率。

（9）尿潴留及尿道感染：慢性便秘患者的直肠内粪块压迫尿道，可导致尿潴留及尿道感染。慢性便秘还可导致大便失禁（假性腹泻，即粪水从干结的粪便旁流下）、乙状结肠扭转等。

150 | 如何诊断慢性便秘？

慢性便秘的主要症状包括排便次数减少、粪便干硬、排便费力、排便时肛门直肠梗阻或堵塞感、需手法辅助排便、排便不尽感等。还有部分患者表现为缺乏便意、想排便但排不出（空排）、排便量少、排便时间长等特点。空排、缺乏便意及排便费力是功能性便秘患者最常见的困扰症状，每周自发排便频率＜3次可作为诊断指标。粪便干硬是指布里斯托粪便性状分型法中的第一型和第二型粪便，也有学者将第三型粪便（即干条便）列为便秘的范畴。

肛门直肠指诊简便、易行，医生通过指诊可了解患者有无肛门直肠肿物等器质性疾病，对评估肛门括约肌和耻骨直肠肌功能也非常重要。肛门直肠指诊可作为不协调性排便或需要肛门直肠压力测定检查的初筛指标。肛门直肠指诊时，患者应做用力排便的动作，正常情况下肛门口松弛，如手指被夹紧，提示可能存在肛门括约肌的不协调收缩。

对有警报征象的慢性便秘患者，要有针对性地选择辅助检查以排除器质性疾病。警报征象包括便血、粪便隐血阳性、发热、贫血、乏力、消瘦、明显腹痛、腹部包块、血液中癌胚抗原升高、有结直肠腺瘤史和结直肠肿瘤家族史等。对存在上述警报征象的年龄≥40岁的初诊患者，建议行结肠镜检查。

　　肛门直肠压力测定能评估肛门和直肠的动力及感觉功能，适用于以排便障碍为主要表现的患者。另外还可以进行结肠传输时间测定、球囊逼出试验、排粪造影等检查，以评估排便障碍及程度。

151 | 如何治疗慢性便秘？

　　（1）增加膳食纤维和水的摄入量以及增加运动等生活方式的调整都是慢性便秘的基础治疗措施。

　　（2）慢性便秘患者需要建立良好的排便习惯，每天定时排便，在晨起和餐后2小时内尝试排便。

　　（3）轻、中度便秘患者，可以用容积性泻药和渗透性泻药。容积性泻药通过滞留粪便中的水分，增加粪便含水量和粪便体积，从而起到通便作用，常用药物有欧车前、聚卡波非钙、麦麸等。渗透性泻药可在肠内形成高渗状态，通过吸收水分增加粪便体积，刺激肠道蠕动，主要包括乳果糖、聚乙二醇及盐类泻药（如硫酸镁等）。乳果糖还是一种益生元，有助于促进肠道有益菌群的生长，除少数患者因腹泻、胃肠胀气等不良反应需调整药物剂量外，一般情况下可长期服用，特别适用于合并慢性心功能不全和肾功能不全的老年便秘患者。

　　（4）刺激性泻药可作为补救措施，短期、间断性使用。这类药物主要包括比沙可啶、酚酞、蒽醌类药物（如大黄、番泻叶、麻仁丸、木香理气片、芪蓉润肠口服液、当归龙荟片、通便宁片等中成药）及蓖麻油等，可增强肠道动力、刺激肠道分泌。长期使用刺激性泻药易出现药物依赖、吸收不良及电解质紊乱，还可损害患者的肠神经系统而导致结肠动力减弱，甚至引起结肠黑变病。酚酞因在动物实验中被发现可能有致癌作用，已退出市场。

（5）润滑性药物包括甘油、液状石蜡、多库酯钠等，可以口服或制成灌肠剂，具有软化粪便和润滑肠壁的作用，使粪便易于排出，适合年老体弱及伴有高血压、心功能不全等排便费力的患者。

（6）微生态调节剂可作为慢性便秘患者的治疗选择之一。慢性便秘患者存在肠道微生态失衡，表现为粪便中的双歧杆菌、拟杆菌、乳杆菌均显著减少，而梭杆菌、肠杆菌显著增多。微生态调节剂可分为益生菌、益生元和合生元3类，粪菌移植治疗也属于广义的肠道微生态治疗。益生菌是指摄入足够数量后，能对宿主起有益健康作用的活微生物，常用于治疗慢性便秘的益生菌主要是双歧杆菌属和乳酸杆菌属。

（7）中医、中药对改善慢性便秘有一定效果。

（8）生物反馈治疗是功能性排便障碍患者的首选治疗方法，可训练患者协调腹部和盆底肌肉，从而恢复正常的排便模式。

（9）对合并精神心理障碍的便秘患者，应先进行相应的社会心理评估，再给予针对性的治疗。

（10）难治性便秘的患者，应到有条件的医院就诊，重新进行结直肠肛门形态学和功能学检查，必要时请多学科会诊，进行联合干预和药物治疗。难治性便秘患者可短期、间断使用刺激性泻药，亦可尝试应用普芦卡必利、利那洛肽、鲁比前列酮等新药。药物治疗无效的难治性便秘患者，还可尝试骶神经刺激等神经调控疗法。难治性便秘经过内科综合治疗无效且符合手术指征的患者，可以考虑手术治疗。

（伍银桥）

七、腹痛

152 | 什么是腹痛？

腹痛是指上起横膈、下至骨盆范围内的疼痛性不适感，是临床常见的症状。根据发病缓急和病程长短，一般将其分为急性腹痛和慢性腹痛。急性腹痛和慢性腹痛没有绝对的时间分界线，但在临床实践中，疼痛持续时间超过6个月应视为慢性腹痛。急性和慢性腹痛的病因和诊疗原则差异较大。急性腹痛应首先排除需要手术治疗的各类急腹症，而慢性腹痛的诊治重点在于区分器质性和功能性疾病，在明确病因的基础上给予相应治疗。腹痛的病因极为复杂，包括炎症、肿瘤、出血、梗阻、穿孔、创伤及功能障碍，涉及消化系统、泌尿系统、心血管系统、呼吸系统和生殖系统。腹痛的疼痛性质、程度也轻重不一，伴随症状也不相同。尽管目前的辅助检查技术已经非常先进，但对腹痛病因的诊断，仍然容易出现漏诊和误诊。一些腹痛患者即使接受了详细的诊断评估（包括剖腹探查），仍有可能无法找到器质性疾病的病因。

153 | 如何认识急性腹痛？

（1）急性腹痛的病因：急性腹痛可由腹内脏器疾病、腹外脏器疾病两大病因引起。

1）肝胆胰疾病：胆囊炎、胆石症、胰腺炎等。

2）胃肠道疾病：急性胃肠炎、消化道溃疡、阑尾炎、胃肠道穿孔、肠梗阻、缺血性肠病等。

3）泌尿系统疾病：主要是泌尿系统结石。

4）其他疾病：妇科疾病、非典型心绞痛、腹主动脉瘤、心肌梗死等。若心肌梗死的部位在心脏靠近膈肌处，尤其是面积较大时，会出现上腹部疼痛。

（2）急性腹痛的特点：急性腹痛的不同性质、不同部位及不同临床表现，可以体现出不同疾病的特点。

1）如有尿频、尿急、尿血，腰部剧痛，伴有向下及放射到会阴部的疼痛，应注意除外泌尿系统疾病。

2）体格检查时有腹部压痛及反跳痛、腹肌紧张及板状腹，提示为腹膜炎体征，应考虑急腹症的可能，如消化道穿孔、坏死性肠炎、巨大脓肿穿破等引起的急性腹膜炎。

3）局部出现不对称腹胀，可在肠扭转、腹腔肿瘤等疾病时出现。

4）叩诊时移动性浊音阳性，表明有腹水，这时应行腹腔穿刺以协助诊断。

5）进食油腻食物后出现右上腹疼痛并放射到右肩，应高度怀疑胆囊炎胆石症；如出现中上腹疼痛并放射到左肩时，应怀疑是否有胰腺炎。

（3）急性腹痛的部位对诊断的提示意义：急性腹痛的部位有助于病因诊断，因此，老年患者要清晰地描述腹痛的部位及其特点。腹痛的体表位置常与脊髓的节段性分布有关。通常情况下，腹痛的部位就是病变所在的部位，但也有特殊情况。一些病变引起的疼痛会放射到特定区域，如急性胆囊炎可放射到右侧肩胛部和背部，胰腺炎常向左侧腰部放射，肾绞痛则多向会阴部放射，而阑尾炎早期表现为上腹痛，后逐渐转移至右侧下腹痛，但其腹部压痛点位置集中在麦克伯尼点（简称麦氏点），往往比较固定。

1）反复中上腹痛最常见的疾病是胃和十二指肠溃疡，腹腔内疾病（如急性胃肠炎、急性胃肠穿孔、胃扭转、急性胃扩张、急性胰腺炎、腹主动脉瘤夹层、急性门静脉及肝静脉血栓形成等）也可出现中上腹痛，急性心肌梗死和急性心包炎等腹腔外疾病也可引起中上腹痛。

2）左上腹痛可能是胃、脾、胰腺、左肾、横结肠左段的疾病，腹腔外疾病（如左膈胸膜炎、左侧肋间神经痛等）也可出现。

3）右上腹痛可能是肝、胆囊、右肾、横结肠右段的疾病，也可由腹腔外疾病（如右膈胸膜炎、肋间神经痛等）引起。

4）左下腹痛常是乙状结肠、左侧卵巢及输卵管、左侧输尿管的疾病。

5）右下腹痛多是回盲部及阑尾、右侧卵巢及输卵管、右侧输尿管的疾病。

6）左、右腰部疼痛，伴血尿，应注意有无肾及输尿管结石等泌尿系统疾病。

7）弥漫性或部位不定的腹痛可能是急性腹膜炎、急性肠穿孔、肠梗阻、缺血性结肠炎及大网膜扭转等疾病，也可因中毒、全身代谢性疾病、变态反应及结缔组织病等引起。

（4）急性腹痛的性质及程度所提示的疾病：疼痛的性质与神经冲动的诱发因素有直接关系，同时体现了疾病的性质与程度。急性腹痛的性质有隐痛、胀痛、刺痛、烧灼样疼痛、刀割样疼痛、阵发性绞痛等。上消化道穿孔时，大多是胃酸、胃蛋白酶等化学性物质刺激的结果，表现为剧烈刀割样疼痛和烧灼样疼痛；肠、肾及胆囊机械性梗阻常表现为绞痛；如果进食油腻食物后出现右上腹绞痛，多是胆绞痛。疼痛由阵发性转为持续性常提示胆囊炎；若疼痛扩散到中上腹，则可能提示胆总管结石。查体时若出现腹部压痛、反跳痛及腹膜炎体征，多提示胆源性胰腺炎。

（5）腹痛伴随症状的提示意义：腹痛的伴随症状也很重要，有利于疾病的诊断。如腹痛伴有黄疸，提示肝胆相关疾病；腹痛伴有排尿异常，多提示泌尿系统疾病；腹痛伴高热、寒战，应考虑腹腔内感染；如果腹痛伴排便异常，应仔细检查肠道。

（6）腹痛与进食、排便的关系

1）胃溃疡引起的剑突下或右上腹痛，多发生在餐后1小时内；十二指肠溃疡导致的上腹痛多有饥饿痛、夜间痛的特点，进食后可缓解。

2）进食油腻食物后出现上腹疼痛，多见于胆囊炎、肝炎和胰腺炎。

3）大量饮酒后出现上腹正中或偏左疼痛及腰背部疼痛，多见于急性胰腺炎、急性出血性胃炎。

4）小肠及结肠功能性病变所导致的腹痛，经排气、排便后，症状很快会缓解。

5）剧烈腹痛伴便血时，应考虑缺血性肠病。

（7）缺血性腹痛的特点：缺血性腹痛是由腹腔内器官组织缺血引起的腹痛，多见于有动脉粥样硬化的中老年人。腹痛常呈慢性进行性过程，由于早期诊断困难，容易被忽视。

发病初期，只是饭后出现饱胀感或上腹部疼痛；随病情进展，症状日趋严重，可伴有恶心、呕吐、腹泻或便秘、体重逐渐下降等症状；当腹腔动脉发生急性闭塞时，可出现突发性上腹部或脐周刀割样绞痛，并伴有剧烈的恶心、呕吐、水样或血样性腹泻等症状，继而出现高热，腹部胀痛加剧，甚至休克昏迷，危及生命。

40岁以上的中老年人，特别是有动脉粥样硬化、多发性动脉炎、结节性动脉炎及血栓闭塞性脉管炎等血管病史的患者，如反复出现餐后腹痛、肠功能障碍、体重下降三大症状时，应考虑缺血性腹痛的可能，需及时就医。

（8）急性腹痛的实验室和影像学检查：实验室检查包括三大常规（血、尿、便）检查、生化检查（肝功能、肾功能、电解质、血糖、血脂、血淀粉酶、血脂肪酶、心肌酶等）、肿瘤标志物检查、风湿免疫相关检验、腹水涂片及培养等。影像学检查包括X线、CT、超声、MRI及内镜检查等。

腹部X线检查通过不同的体位，可以观察患者是否存在膈下游离气体、肠管是否扩张、是否有气液平面，以及肠管的走行和脏器的轮廓，还可以观察腹部是否有结石等。结合空腔脏器造影，能更好地显示管腔形态及管壁的运动变化。

腹部CT检查对脏器的观察更详细、准确，可分为平扫、增强扫描和血管造影成像。CT检查可以发现很少量的游离气体和肠间隙液体，能很好地体现实质脏器的形态结构及其与周围组织间的关系。尤其是增强CT，能根据病变部位示踪剂的变化特点，进行更精准的诊断，还可以显示空腔脏器管壁结构的改变及管腔的狭窄扩张。肠系膜血管造影可以显示血管的走行以及血管有无狭窄、栓塞、夹层等变化。

腹部超声检查可以观察到肝、胆囊、胰腺、脾、肾等脏器结构的异常，明确是否有腹水，是否有胆囊结石，胆管、胰管是否有梗阻及扩张，阑尾是否有肿胀。

腹部MRI检查主要显示实质性脏器的形态结构特点以及各种管腔的管壁结构、管腔外异常改变等，分辨率更高。

内镜检查目前在临床中应用非常普遍，种类很多，如胃镜、肠镜、超声内镜、腹腔镜等。胃镜和肠镜能直接观察到胃肠道内黏膜的变化以及有无新生物，结合局部活检可明确诊断。此外，还可进行内镜下的治疗。在微创情况下，通过腹腔镜可完成腹腔探查、取活体组织以明确诊断，条件允许的情况下还可同时完成手术治疗。

如果初步检查发现有腹水，为进一步明确病变性质及进行鉴别诊断，常需腹腔穿刺以抽取腹水，进行腹水的常规检查、生化检查、培养及涂片检查等，从而为诊断提供参考。必要时还可行腹腔注射药物治疗。

（9）急性腹痛的治疗原则

1）禁食水。

2）不能盲目服用镇痛药，以免掩盖病情，从而导致漏诊和延误病情。

3）保留排泄物（如粪便、尿、呕吐物等），以备送检。

4）注意观察心率、血压等的变化，因为心脏病有时也表现为急性腹痛，有条件时可先做心电图检查以排除心脏病。

5）需尽快到医院就诊。

154 | 如何认识慢性腹痛？

慢性腹痛代表了一大类病因众多、处理困难的临床症候群，主要是指病程较长、发病缓慢或急性疾病迁延不愈引起的慢性发作，如急性阑尾炎在给予保守治疗后发展为慢性阑尾炎。慢性腹痛病因较多，涉及很多器官系统的相关疾病。非器质性疾病导致的慢性腹痛大多与脑-肠互动异常有关，如肠易激综合征和功能性消化不良。另外，还有一大类慢性腹痛，是不能按照腹部脏器进行归类的功能性胃肠病，称为中枢介导的腹痛综合征。这是一种与进食、排便、月经等无关的腹痛，症状至少持续6个月，疼痛持续或频繁发作，伴随一定程度的日常活动能力减退。

（1）慢性腹痛的诊断与评估：若有明确的腹痛症状，且持续时间超过6个月，即可做出慢性腹痛的初步诊断。但慢性腹痛病因复杂多样，功能性和器质性疾病可以合并存在，急性和慢性腹痛病因也可相互重叠，从而增加了评估的难度。

了解老年人慢性腹痛的特点及伴随症状十分重要，要注意腹痛与进食及排便的关系。例如：与进食相关的周期性、节律性上腹痛是消化性溃疡的典型表现，餐后痛可见于胃溃疡、胰腺炎、胆石症、缺血性肠病等，而进食后疼痛减轻多见于十二指肠溃疡；排便前下腹痛，排便后减轻，常提示结直肠疾病，如肠易激综合征、结直肠癌、炎性肠病等；下腹痛伴有尿频、尿急则提示下尿路病变（如膀胱炎等）。

另外，还需重点了解有无报警征象，如年龄＞40岁、便血、粪便隐血试验阳性、贫血、腹部包块、腹水、发热、体重下降、胃肠道肿瘤家族史等。伴有报警征象时，应警惕严重器质性疾病的存在。慢性腹痛合并焦虑、抑郁、躯体化症状等心理疾患的比例较高，就诊时常需心理评估。

对于器质性疾病所致的慢性腹痛，腹痛部位对病因有一定的提示作用（表3-3-2）。反之，功能性疾病所导致的慢性腹痛，疼痛部位常弥散而不固定。

病史是诊断及评估慢性腹痛的基础。医生通过询问病史，全面了解腹痛的病程、部位、性质、诱发因素及缓解因素等，对于判断慢性腹痛的病因有极大的帮助。为避免遗漏重要病史，医生常按照P（provocation，诱因）、Q（quality，性质）、R（radiation，放射）、S（severity，严重程度）、T（timing/treatment，时间/治疗情况）的顺序来了解腹痛（表3-3-3）。

表3-3-2　不同部位慢性腹痛的常见器质性病因

部位	器质性病因
左上腹	脾：梗死/肿大 结肠：梗阻/肿瘤/炎症 胸腔：胸膜炎/肺炎/肋间神经痛
中上腹	胃肠：溃疡/肿瘤/穿孔/梗阻 胰腺：炎症/肿瘤/假性囊肿 血管：动脉瘤/门静脉血栓/肝静脉血栓 胸腔：心绞痛/心包炎 食管：裂孔疝/胃食管反流病
右上腹	肝：脓肿/肿瘤/炎症/淤血 胆道：炎症/结石/肿瘤 结肠：梗阻/肿瘤/炎症 胸腔：胸膜炎/肺炎/肋间神经痛
左腰腹	肾：结石/梗死/炎症/肿瘤 输尿管：结石/血块 脾：梗死/肿大

（待续）

（续表）

部位	器质性病因
脐周	胰腺：炎症/肿瘤/假性囊肿 小肠：炎症/梗阻/肿瘤 肠系膜：血栓/炎症
右腰腹	肾：结石/梗死/炎症/肿瘤 输尿管：结石/血块
左下腹	结肠：炎症/疝气/肿瘤/缺血 盆腔：卵巢囊肿扭转/异位妊娠/炎症/睾丸扭转
中下腹	盆腔：炎症/异位妊娠/子宫内膜异位症 膀胱：炎症/异物/结石
右下腹	阑尾：炎症/肿瘤 肠道：炎症/疝气/肿瘤/缺血 盆腔：卵巢囊肿扭转/异位妊娠/炎症/睾丸扭转
弥漫性或部位不定	腹膜：腹膜炎 肠道：穿孔/梗阻/缺血 网膜：大网膜扭转 代谢：尿毒症/卟啉病 中毒：重金属/蜘蛛毒/蛇毒 内分泌：糖尿病/肾上腺皮质功能不全/甲亢 结缔组织病

表3-3-3　慢性腹痛的病史要点及相关病因

病史要点	相关病因
P（诱因）	
•进食后疼痛加重	胃溃疡、慢性胰腺炎、胆石症、缺血性肠病、功能性消化不良
•空腹疼痛加重	十二指肠溃疡、胃食管反流病
•疼痛与月经周期相关	子宫内膜异位症、急性间歇性卟啉病
Q（性质）	
•撕裂样疼痛	主动脉夹层、中枢介导的腹痛综合征

（续表）

病史要点	相关病因
• 绞痛	胃肠梗阻、中枢介导的腹痛综合征
• 烧灼样疼痛	胃食管反流病、消化性溃疡、中枢介导的腹痛综合征
• 伴有恶心、呕吐	胃肠梗阻、慢性胰腺炎、胆石症
• 伴有呕血	消化性溃疡、食管胃底静脉曲张、胃癌
• 伴有便血	结直肠癌、炎性肠病、缺血性肠病
• 呕吐后腹痛减轻	上消化道梗阻
• 排便后腹痛减轻	肠易激综合征、结直肠癌
R（放射）	
• 疼痛放射至后背	慢性胰腺炎、胰腺癌、十二指肠溃疡、主动脉夹层
• 疼痛放射至右肩	胆石症、胆囊炎
• 疼痛放射至左肩	心绞痛、脾大、脾梗死
S（严重程度）	
• 疼痛一开始就达峰	主动脉夹层、缺血性肠病
• 右下腹痛突然减轻	阑尾炎穿孔
• 疼痛无法忍受	恶性肿瘤、缺血性肠病、中枢介导的腹痛综合征
T（时间/治疗情况）	
• 疼痛阵发性加重	肠梗阻、胆绞痛、肾绞痛
• 病程漫长但一般状况良好	功能性疾病
• 疼痛不发作时一切如常	中枢介导的腹痛综合征
• 近期应用抗菌药物	难辨梭菌肠炎、肠道菌群紊乱
• 长期应用阿片类药物	药物成瘾

（2）慢性腹痛的治疗原则

1）器质性疾病所导致的慢性腹痛，在明确诊断后可给予针对性治疗，例如，应用抑酸剂治疗消化性溃疡，应用抗血栓药物治疗缺血性肠病，应用糖皮质激素和免疫抑制剂治疗炎性肠病。

2）部分器质性腹痛（如慢性胰腺炎）在对因治疗的同时，合理应用镇痛药物有助于更好地控制腹痛症状。

3）某些类型的腹痛（如胆石症、肠梗阻、恶性肿瘤等引起的疼痛）需通过内镜或手术治疗。

4）由功能性疾病所致的慢性腹痛，治疗目标不是完全消除腹痛，而是帮助患者正确认识病情，适应慢性病程，同时尽量减轻症状，提高生活质量。

（伍银桥）

八、排尿困难

155 | 什么是排尿困难？

排尿困难是指排尿费力且有排不尽感，须增加腹压才能排出尿液的情况。老年人，尤其是老年男性常有排尿困难的情况。病情严重时，增加腹压也不能将膀胱内尿液排出体外，从而导致尿潴留。排尿困难常与尿频、尿急等症状同时存在。

通常情况下，尿液在肾生成后，经输尿管流入膀胱，在膀胱内暂时储存，达到一定容量后，刺激膀胱壁上的牵张感受器，引起排尿反射，即膀胱逼尿肌收缩，而膀胱括约肌舒张，把储存的尿液经尿道排出体外。在这个过程中，相互关联的任何一个环节出现问题，都可能引起排尿困难。

156 | 引起排尿困难的常见原因有哪些？

（1）机械性梗阻

1）膀胱颈梗阻：前列腺增生、纤维化、肿瘤，以及膀胱内结石、有蒂肿瘤、血块或异物，都可以导致上尿路梗阻。邻近器官病变（如子宫肌瘤、妊娠子宫嵌顿等）也可阻塞或压迫膀胱颈而引起梗阻，从而导致排尿困难。

①前列腺病变：老年人出现排尿困难最常见的原因是前列腺增生、前列腺炎或前列腺肿瘤。

前列腺增生的最初症状为尿频、尿急及夜尿增多，症状随膀胱残余尿量增加而逐渐加重。随后可出现进行性排尿困难、排尿踌躇、尿无力、尿流变细、排尿间断、尿末滴沥及尿失禁等。肛门指诊可确定前列腺大小、质地、表面光滑度，对区分良性前列腺肿大和前列腺癌具有重要价值。前列腺按摩取前列腺液，做常规检查和细胞培养，对前列腺炎的诊断具有重要意义。

国际前列腺症状评分表和排尿症状对生活质量影响评分表是国际上公认的对前列腺增生致排尿异常发生频率和对目前症状耐受程度的定量评分系统，也是对前列腺增生进展情况和治疗前后疗效对比的量化评价方法。

国际前列腺症状评分表（表3-3-4）采用问卷方式，从患者的角度出发，客观记录7类症状发生的频率，每个问题从无症状到症状严重分为0～5级，分别记0～5分，患者根据自身症状选择相对应的等级。症状总分为0～7分者为轻度，8～19分为中度，20～35分为重度。该问卷一般由患者本人填写，若填写困难，可在医护人员的指导下共同完成。

表3-3-4　　国际前列腺症状评分表

在过去一个月，您是否有以下症状？	0级	1级	2级	3级	4级	5级
1. 排尿不尽感？	无	在5次中少于1次	在5次中少于半数	在5次中约半数	在5次中多于半数	在5次中几乎总是
2. 排尿后2小时内又要排尿？	无	在5次中少于1次	在5次中少于半数	在5次中约半数	在5次中多于半数	在5次中几乎总是
3. 排尿过程中有中断后又开始？	无	在5次中少于1次	在5次中少于半数	在5次中约半数	在5次中多于半数	在5次中几乎总是
4. 排尿不能等待？	无	在5次中少于1次	在5次中少于半数	在5次中约半数	在5次中多于半数	在5次中几乎总是
5. 有尿线变细现象？	无	在5次中少于1次	在5次中少于半数	在5次中约半数	在5次中多于半数	在5次中几乎总是
6. 感觉排尿费力？	无	在5次中少于1次	在5次中少于半数	在5次中约半数	在5次中多于半数	在5次中几乎总是
7. 夜间睡后排尿次数？	无	1次	2次	3次	4次	5次

　　排尿症状对生活质量影响评分表（表3-3-5）从"非常好"到"很痛苦"分为7个等级，分别记0～6分。尽管该评分表存在一定的片面性，但仍能为医生了解患者的疾病严重程度提供一定的参考。

表3-3-5　　排尿症状对生活质量影响评分表

项目	非常好	好	多数满意	满意和不满意各半	多数不满意	不愉快	很痛苦
假如按照现在的排尿情况，您觉得今后的生活质量如何？	0	1	2	3	4	5	6

②膀胱颈部结石：膀胱颈部结石导致的阻塞在引起排尿困难的同时，常出现下腹部绞痛，疼痛可向大腿、会阴部放射，疼痛时或疼痛后出现肉眼血尿或镜下血尿，膀胱内有尿潴留。膀胱镜检查可发现结石，超声和CT检查可在膀胱颈部发现结石阴影。

③膀胱内血块：膀胱内血块不是独立的疾病，常继发于血友病、白血病、再生障碍性贫血等血液病，依靠实验室检查，一般不难确诊。外伤引起的膀胱内血块，往往有明确的外伤史，外伤后出现肉眼血尿，逐渐出现排尿困难，超声检查在尿道内口处可发现阴影，膀胱镜检查可确诊，同时膀胱镜检查还是膀胱内血块最有效的治疗手段。

④膀胱肿瘤：当出现膀胱肿瘤时，排尿困难可逐渐加重。病程一般较长，晚期可发现远处肿瘤转移病灶，无痛性肉眼血尿或镜下血尿是本病的特征性表现。膀胱镜下活检可确定肿瘤的性质。

2）尿道梗阻：最常见的原因是尿道炎症或损伤后尿道狭窄，尿道结石、异物、结核、肿瘤、憩室等也可引起尿道梗阻。

①后尿道损伤：会阴区有外伤史，外伤后排尿困难或无尿液排出，膀胱内有尿液潴留。尿道造影检查可确定损伤的部位和程度。

②前尿道狭窄：见于前尿道瘢痕、结石、异物等。瘢痕引起排尿困难者常有外伤史。前尿道本身结石少见，往往由肾盂、输尿管、膀胱结石移行至尿道所致，依据尿路结石病史一般不难诊断，必要时可行尿道造影来确诊。

（2）膀胱动力性因素：常见于支配膀胱逼尿肌或括约肌的神经功能异常，引起膀胱逼尿肌收缩无力或膀胱括约肌舒张不良，导致出现一定程度的排尿困难。

1）神经损伤：颅脑或脊髓损伤。

2）手术因素：中枢神经手术或广泛性盆腔手术（骨盆神经丛损伤）。

3）神经系统病变：肿瘤、卒中、脑炎、脊髓灰质炎、脊髓痿、糖尿病、多发性硬化症等。神经源性膀胱多有糖尿病史，实验室检查血糖、尿糖升高可有助于诊断。

4）先天畸形：脊柱裂、脊膜膨出、脊髓脊膜膨出等。

5）药物作用：抗胆碱药、抗抑郁药、抗组胺药、阿片制剂等。有明确用药史，一般不难诊断。

6）低血钾：患者常有大量利尿、洗胃、呕吐、禁食等致低血钾病史，心率快，心电图可见病理性 U 波，血生化检查血钾偏低。低血钾引起的排尿困难，随着补钾，排尿困难亦随之消失。

7）其他因素：如麻醉后及精神因素等。

157 | 如何明确排尿困难的病因？

（1）直肠指诊：医生通过直肠指诊，可明确前列腺的形状、质地、中央沟特征，前列腺表面是否光滑、有无结节或压痛，精囊可否触及，直肠内有无其他肿块，肛门括约肌张力，对肛管的感觉，骨盆肌随意收缩力，退出时指套是否有血迹，等等。

（2）尿常规检查：可明确是否有血尿、蛋白尿、脓尿、糖尿等异常情况，也可排除非前列腺引起的尿路感染或血尿，尤其是膀胱癌引起的血尿。

（3）血清前列腺特异性抗原测定：血清前列腺特异性抗原可分为总前列腺特异性抗原和游离前列腺特异性抗原，前列腺癌两者均可升高。该项指标有助于检出前列腺癌。

（4）超声检查：在膀胱充盈的前提下，超声可以观察前列腺的形态、测定其体积及腺叶突入膀胱的情况，以早期发现是否合并前列腺癌、后尿路是否并发梗阻，还可测定排尿后剩余尿量等。常用的方法有经腹超声和经直肠超声检查，前者最为普及，但不如后者精确。

（5）剩余尿量的测定：排尿后膀胱内残留的尿液称为剩余尿。有尿路梗阻症状的患者，排尿后如有一定的剩余尿量，意味着膀胱出口梗阻和膀胱逼尿肌失代偿。早期前列腺增生时，由于膀胱逼尿肌尚能代偿以克服尿道阻力，可以无剩余尿。一般认为排尿后剩余尿量＞50 ml时，即提示膀胱逼尿肌失代偿。经腹部超声测定剩余尿的方法简便且无创。

（6）尿流率的测定：尿流率指单位时间内排出的尿量，是能真实反映尿道阻力的一项指标，通常用"ml/s"作计量单位。尿流率测定具有检测简便、无创伤等优点。

（7）前列腺核磁检查：前列腺核磁特别是前列腺高b值核磁检查，对了解前列腺大小及其增生情况，以及检出前列腺癌很有帮助。

（8）CT检查：盆腔CT检查有助于检出膀胱占位、结石、膀胱周围组织病变等。

（9）膀胱镜检查：膀胱镜检查可以观察尿路是否有狭窄、结石、肿瘤、前列腺增大及突入膀胱情况，以及有无合并膀胱结石、憩室或肿瘤等。但膀胱镜检查具有创伤性（有损伤尿道、前列腺或直肠的风险），易发生并发症（出血、感染等）。

158 | 如何治疗排尿困难？

对排尿困难应进行病因治疗和对症治疗。病因治疗首先需要根据病史、超声、X线（了解有无膀胱结石、尿道结石）、尿道膀胱镜（明确梗阻病因与部位）、尿流动力学（诊断神经源性膀胱）等检查明确病因后，再有针对性地给予祛除病因治疗。如果出现急性尿潴留，可酌情选择导尿术、膀胱穿刺术来处理。下面简要介绍引起排尿困难常见疾病的处理措施。

（1）前列腺病变的治疗

1）前列腺增生：可根据患者的年龄、症状评分、前列腺体积、残余尿、尿流率、血清前列腺特异性抗原及是否有前列腺增生的并发症，选择观察随访、药物治疗或手术等不同处理方法。前列腺增生患者记录排尿日记（附录一）有助于帮助医生确定治疗方案。

2）前列腺肿瘤：一旦确诊前列腺肿瘤，可根据患者具体情况选择放疗、内分泌治疗、前列腺根治术等治疗措施。

（2）膀胱结石和尿道结石的治疗

1）膀胱结石：治疗原则包括两点，一是取出结石，二是纠正形成结石的原因。

2）尿道结石：尿道结石比较少见，多以男性为主。常见于膀胱结石排出时停留并嵌顿于尿道，好发部位为前列腺尿道部、球部尿道、舟状窝及尿道外口。少数为发生于尿道狭窄处、尿道憩室中的原发性尿道结石。目前使用较多的是钬激光或气压弹道碎石，在钬激光碎石的同时还可以气化切除尿道中的瘢痕组织，解除尿道狭窄。后尿道结石可先推至膀胱再行碎石治疗。

（3）急性排尿困难致尿潴留的治疗

1）引流尿液：治疗急性尿潴留应先引流尿液，主要包括3种方法。①导尿术，为首选的方法，操作时应注意无菌操作，防止逆行性尿路感染。②耻骨上膀胱穿刺造瘘术，用于导尿失败者，注意穿刺位置及进针深度。位置太低易损伤前列腺，位置太高易进入腹腔损伤肠管，刺入太深则可能损伤膀胱三角区和直肠。③开放性膀胱造瘘术，适于反复尿潴留且病因无法消除时，或者其他原因需行永久性膀胱造瘘者，造瘘管应较粗为宜。

2）病因治疗：病因明确且有条件及时解除梗阻者，应立即解除梗阻，恢复排尿。尿路狭窄、下尿路结石，以及膀胱肿瘤、前列腺增生所致尿潴留患者，可首选内镜治疗。

3）对症治疗：①对蛛网膜下腔阻滞或肛管直肠术后尿潴留的患者，优选针灸治疗，常用的穴位有中极、曲骨、阴陵泉、三阴交等。②对脊髓损害引起的急性尿潴留患者，可在膀胱尚未充分胀满时掌压排尿，即以手掌自膀胱上方持续向下向后压迫，注意用力不宜过大，以免膀胱破裂。掌压可使膀胱尿液被动排出，避免导尿或留置导尿管而引发感染。③对癔症性尿潴留患者，可选用暗示、针灸及电针治疗。④可选用膀胱功能训练的方法进行间断排尿。

（高 伟）

九、抑郁症

抑郁是一种心境和情绪的变化，主要表现为心情压抑、情绪低落，常有一些诱因。很多人都有抑郁情绪的体验，有时这种情绪是一过性的、短暂的，经过自我调节加以克服可恢复正常。如果持续存在并不断加重，则可能引发抑郁症。

159 | 什么是抑郁症？

抑郁症是一种常见的精神疾病，主要表现为情绪低落，兴趣减低，悲观，思维迟缓，缺乏主动性，自责自罪，饮食睡眠差，担心自己患有各种疾病，感到全身多处不适，严重者可出现自杀观念和行为。抑郁症是精神科自杀率最高的疾病，不仅给患者及其家属带来极大的痛苦，而且对社会造成的损失也是其他疾病无法比拟的。造成这种局面的主要原因是人们对抑郁症缺乏正确的认识，特别是传统偏见使患者不愿到精神科就诊。在我国，仅有5%的抑郁症患者接受过治疗，多数患者得不到及时的诊治，往往病情恶化，甚至出现自杀的严重后果。另外，由于民众缺乏有关抑郁症的知识，把患者出现的抑郁症状误认为是在闹情绪，而不能给予应有的理解和情感支持，从而对患者造成更大的心理压力，使其病情进一步恶化。近年来，抑郁症的发病（包括自伤事件）已开始出现低龄化（大学生乃至中小学生群体）趋势。因此，抑郁症的防治已被列为全国精神卫生工作的重点内容，社会更应高度重视对抑郁症防治的科普宣传。

迄今为止，抑郁症的病因并不非常清楚，但可以肯定的是，生物、心理及社会环境等诸多因素参与了抑郁症的发病过程。生物学因素主要涉及遗传、神经生化、神经内分泌、神经再生等方面。与抑郁症关系密切的心理学易患素质是病前性格特征，如抑郁气质。成年期遭遇应激性的生活事件是导致患者出现具有临床意义的抑郁发作的重要触发条件。然而，上述因素并不是单独发挥作用，遗传、环境及应激因素之间的交互作用及其出现的时间点在抑郁症发生过程中发挥着重要作用。

160 | 抑郁症有哪些临床表现？

抑郁症可以表现为单次或反复多次的抑郁发作，主要表现如下。

（1）心境低落：主要表现为显著而持久的情感低落、抑郁及悲观。轻者闷闷不乐、无愉快感、兴趣减退，重者痛不欲生、悲观绝望、度日如年、生不如死。典型患者的抑郁心境有晨重夜轻的节律变化。在心境低落的基础上，患者会出现自我评价降低，产生无用感、无望感、无助感和无价值感，常伴有自责自罪感，严重者出现罪恶妄想和疑病妄想，部分患者可出现幻觉。

（2）思维迟缓：患者思维联想速度缓慢，反应迟钝，思路闭塞，自觉"脑子像生了锈的机器""脑子像涂了一层糨糊一样"。临床可见主动言语减少，语速明显减慢，声音低沉，对答困难，严重者无法正常交流。

（3）意志活动减退：意志活动呈显著持久抑制，临床表现为行为缓慢，生活被动、疏懒，不想做事，不愿与周围人接触和交往，常独坐一旁，或整日卧床，闭门独居，疏远亲友，回避社交。严重时连吃喝等生理需要和个人卫生都置之不顾，蓬头垢面、不修边幅，甚至发展为不语、不动、不食，称为"抑郁性木僵"，但仍表现出痛苦的抑郁情绪。一部分患者伴有焦虑、坐立不安、手指抓握、搓手顿足或踱来踱去等症状，严重者可伴有消极的自杀观念或行为。调查显示，我国每年有28.7万人死于自杀，其中63%有精神障碍，40%患有抑郁症。消极悲观的思想、自责自罪的心理及缺乏自信心可萌发绝望的观念，认为"结束自己的生命是一种解脱""自己活在世上是多余的人"，会使自杀观念发展为自杀行为，这是抑郁症最危险的症状，应高度警惕。

（4）认知功能损害：研究认为，抑郁症患者存在认知功能损害，主要表现为近事记忆力下降、注意力障碍、反应时间延长、警觉性增高、抽象思维能力差、学习困难、语言流畅性差，以及空间知觉、眼手协调及思维灵活性等能力的减退。

（5）躯体症状：主要有睡眠障碍、乏力、食欲减退、体重下降、便秘、躯体部位疼痛、性欲减退、阳痿、闭经等。躯体不适的主诉可涉及各个脏器，如恶心、呕吐、心慌、胸闷、出汗等。自主神经功能失调的症状也较常见，既往躯体疾病的症状会加重。睡眠障碍主要表现为早醒，比平时早醒2～3小时，醒后不能再入睡，这是抑郁症的特征性症状。一部分人表现为入睡困难，睡眠不深，另一部分则表现为睡眠过多。多数患者表现为体重减轻、食欲减退，少数患者则可出现食欲增强、体重增加。

总体来说，完全具备以上典型症状的患者并不多见，很多患者只具备其中的一种或两种，严重程度也因人而异。心情压抑、焦虑、兴趣丧失、精力不足、悲观失望、自我评价过低等，都是抑郁症的常见症状，有时很难与一般短时间的心情不好区分开来。

161 | 如何早期发现抑郁症？

（1）抑郁心境：可从轻度心境不佳到忧伤、悲观、绝望。患者感到心情沉重，生活没意思，高兴不起来，郁郁寡欢，度日如年，痛苦难熬，不能自拔。有些患者也可出现焦虑、易激动、紧张不安。

（2）丧失兴趣：丧失对既往生活、工作的热忱和乐趣，对任何事都兴趣索然，体验不出天伦之乐；对既往爱好不屑一顾，常闭门独居，疏远亲友，回避社交。患者常主诉"没有感情了""情感麻木了""高兴不起来了"。

（3）精力丧失：疲乏无力，力不从心，做洗漱、着衣等生活小事时常感困难费力。患者常用"精神崩溃""泄气的皮球"来描述自己的状况。

（4）自我评价过低：患者往往过分贬低自己的能力，以批判、消极和否定的态度看待自己的现在、过去和将来。感觉这也不行，那也不对，把自己说得一无是处，前途一片黑暗。强烈的自责、内疚、无用感、无价值感、无助感无处不在，严重时可出现自罪、疑病观念。

（5）消极悲观：内心痛苦，情绪悲观、绝望，感到生活是负担，不值得留恋，寻死以求解脱，可产生强烈的自杀观念和行为。

（6）躯体或生物学症状：抑郁患者常有食欲减退、体重减轻、睡眠障碍、性功能低下及心境昼夜波动等生物学症状。这些症状很常见，但并非每个患者都出现。

（7）食欲减退和体重减轻：多数患者都有食欲减退的表现，美味佳肴不再具有诱惑力，患者不思茶饭或食之无味，常伴有体重减轻。

（8）性功能减退：疾病早期即可出现性欲减低，男性可能出现阳痿，女性表现为性感缺失。

（9）睡眠障碍：典型的睡眠障碍是早醒，比平时早2～3小时，醒后不复入睡，陷入悲哀气氛中。

（10）心境昼夜变化：患者心境有昼重夜轻的变化。清晨或上午陷入心境低潮，下午或傍晚渐见好转，甚至能进行简短交谈和进餐。约50%的患者可出现心境的昼夜变化。

162 | 抑郁症分哪几类？

（1）内源性抑郁症：是脑内5-羟色胺、多巴胺、去甲肾上腺素等神经递质的数量发生改变后引起的抑郁状态。

（2）反应性抑郁症：即由各种精神刺激、挫折打击所导致的抑郁症，如生活中突遇天灾人祸、失恋婚变、重病创伤、事业挫折等。心理承受能力较差的个体容易患反应性抑郁症。

（3）隐匿性抑郁症：情绪低下和忧郁症状并不明显，常表现为各种躯体不适症状，如心悸、胸闷、中上腹不适、气短、出汗、消瘦、失眠等。

（4）以学习困难为特征的抑郁症：这类抑郁症可导致学习困难、注意力涣散及记忆力下降，成绩全面下降或突然下降，厌学、恐学、逃学或拒学。

（5）药物引起的继发性抑郁症：如个别高血压患者在服用降压药后，可出现持续性忧郁和情绪消沉。

（6）躯体疾病引起的继发性抑郁症：如心脏病、肺部疾病、内分泌代谢疾病等慢性病，甚至重感冒、高热等急性病，都可引发这类抑郁症。

（7）产后抑郁症：产后对自己的婴儿产生强烈的内疚、自卑、痛恨、不爱或厌恶的反常心理，哭泣、失眠、茶饭不思及忧郁是这类抑郁症患者的常见症状。

163 | 如何判断自己是否患有抑郁症？

抑郁自我评估简表是一种判断抑郁情绪的简便方法（表3-3-6）。该量表有12个问题，对每一个问题都要根据自己的实际情况做出选择。回答"不是"计0分，"偶尔是"计1分，"有时是"计2分，"经常是"计3分。总分在5分以下尚属正常；总分在5～15分之间说明有一定的抑郁情绪，应寻求医学帮助；总分在15分以上，应到医院就诊。若有自杀或伤害他人的观念，务必到精神科或医学心理科就诊。

表3-3-6　**抑郁自我评估简表**

问题	不是	偶尔是	有时是	经常是
1. 你是否感觉沮丧和忧郁？	0	1	2	3
2. 过去常做的事，现在做起来是否感到吃力？	0	1	2	3
3. 你是否无缘无故地感到惊慌和恐惧？	0	1	2	3
4. 你是否容易哭泣或感觉很想哭？	0	1	2	3
5. 过去常做的事，现在是否兴趣减低？	0	1	2	3
6. 你是否感到坐立不安或心神不定？	0	1	2	3
7. 你是否晚上不服药就很难入睡？	0	1	2	3
8. 你是否一走出自己的房间就感到焦虑？	0	1	2	3
9. 你是否对周围的事物失去兴趣？	0	1	2	3
10. 你是否毫无原因地感到疲倦？	0	1	2	3
11. 你是否比平时更爱发脾气？	0	1	2	3
12. 你是否比平时早醒，醒后就再也睡不着了？	0	1	2	3

164 | 如何治疗抑郁症？

抑郁症的治疗要达到3个目标：①提高临床治愈率，最大限度地减少病残率和自杀率，关键在于彻底消除临床症状；②提高生存质量，恢复社会功能；③预防复发。具体措施如下。

（1）药物治疗：药物治疗是中度以上抑郁症的主要治疗措施。目前临床一线抗抑郁药主要包括选择性5-羟色胺再摄取抑制剂（如氟西汀、帕罗西汀、舍曲林、氟伏沙明、西酞普兰和草酸艾司西酞普兰）、5-羟色胺和去甲肾上腺素再摄取抑制剂（如文拉法辛和度洛西汀）、去甲肾上腺素和特异性5-羟色胺能抗抑郁药（如米氮平）等。传统的三环类、四环类抗抑郁药和单胺氧化酶抑制剂由于不良反应较大，现已很少使用。

（2）心理治疗：对受到明显心理社会因素影响的抑郁发作患者，在药物治疗的同时常需配合心理治疗。常用的心理治疗方法包括支持性心理治疗、认知行为治疗、人际治疗、婚姻和家庭治疗、精神动力学治疗等，其中认知行为治疗对抑郁发作的疗效已得到公认。

（3）物理治疗：近年来出现了一种新的物理治疗手段——重复经颅磁刺激治疗，主要适用于轻中度抑郁发作。

165 | 如何预防抑郁症？

一项对抑郁症患者随访10年的研究发现，75%～80%的患者多次复发，故需要对抑郁症进行预防性治疗。发作3次以上者，应接受长期治疗，甚至终身服药。多数学者认为，维持治疗药物的剂量应等同于治疗剂量，而且需要定期随访观察。心理治疗和社会支持系统对预防抑郁症复发也有非常重要的作用。应尽可能解除或减轻患者过重的心理负担和压力，帮助患者解决生活和工作中的实际困难和问题，提高患者的应对能力，并积极为其创造良好的环境，有利于预防抑郁症复发。

（高中宝）

十、焦虑症

焦虑是人们的一种正常情感反映。当面临人生或事业上的进退，面临关乎前途命运的选择和决策，面对亲人或自己的健康问题及生命安全时，都会产生这种烦躁情绪，其中含有着急、挂念、忧愁、紧张、恐慌、不安等成分，它与危急情况和难以预测和应付的事件有关。通常情况下，事过境迁，焦虑情绪可能会逐渐消失。但是，过度焦虑就会变成焦虑症，例如，对个人利益出现的微小变化而过度焦虑，或者无缘无故地过度焦虑，或者毫无根据地担心大祸临头，或者怀疑自己患有不可救药的严重疾病等，甚至出现坐卧不宁、惶惶不安等症状。

166 | 什么是焦虑症？

焦虑症，又称焦虑性神经症，是一种常见的精神心理疾病，以焦虑情绪体验为主要特征，可分为慢性焦虑（广泛性焦虑）和急性焦虑（惊恐发作）2种形式。焦虑症主要表现为无明确客观对象的紧张、担心、坐立不安，以及自主神经功能失调的症状，如心悸、手抖、出汗、尿频及运动性不安等。目前，焦虑症的病因尚不明确，可能与遗传因素、个性特点、认知过程、不良生活事件、生化因素、躯体疾病等均有关系。

167 | 焦虑症有哪些临床表现？

（1）躯体表现

1）消化系统：口干，吞咽困难，有梗死感、食管内异物感，过度排气，肠蠕动增多或减少，胃部不适，恶心，腹痛，腹泻。

2）呼吸系统：有胸部压迫、吸气困难、气促及窒息感，可有过度换气。

3）心血管系统：心悸，心前区不适，心律失常。

4）泌尿生殖系统：尿频，尿急，勃起功能障碍，痛经，闭经。

5）神经系统：震颤，刺痛感，耳鸣，眩晕，头痛，肌肉疼痛。

6）睡眠障碍：失眠，夜惊。

7）自主神经功能兴奋症状：多汗，面部发红或苍白。

8）其他症状：抑郁，强迫思维，人格解体。

（2）心理表现

1）焦虑：表现为害怕性期待，易激惹，对噪声敏感，坐立不安，注意力下降，担心遭遇不测。

2）运动性不安：表现为搓手顿足，来回走动，紧张不安，不能静坐，眼睑、面部肌肉或手指震颤，或自感战栗。有的患者双眉紧锁，面部肌肉和肢体肌肉紧张、疼痛，或者感到肌肉抽动，经常感觉疲乏无力。

3）其他表现：过分警觉，表现为惶恐、易惊吓，对外界刺激易出现惊跳反应；注意力难以集中；有时感到大脑一片空白；难以入睡，易惊醒，易激惹。

168 | 如何诊断焦虑症？

对焦虑症的诊断主要依据病史、家族史、临床症状、病程、体格检查、量表测查及实验室辅助检查，由专科医生做出诊断。按照第3版中国精神障碍分类与诊断标准，焦虑症是神经症的一个亚型，因此，对焦虑症的诊断须首先符合神经症的特点，即具有一定的人格基础，起病常受心理社会因素的影响，症状的出现没有可被证实的器质性病变作基础，与患者的现实处境不相称，但患者对存在的症状感到痛苦和无能为力，自知力完整，病程多迁延。

对焦虑症的早期筛查或自我诊断可以采用简单的焦虑自评量表（附录二）。该量表共20个项目，对每个项目根据自己最近一星期的实际情况做出选择。"没有或偶尔"计1分，"有时"计2分，"经常"计3分，"总是如此"计4分，其中第5、9、13、17、19项反向计分。结果可以用总分和标准分进行衡量，将20个项目所得分相加即为总分，总分乘以1.25再取整数部分，即为标准分。一般来说，总分低于50分为正常，50～60分为轻度焦虑，61～70分为中度焦虑，70分以上为重度焦虑。如果总分较高，应到精神科或心理科做进一步检查。

169 | 如何治疗焦虑症？

焦虑症是神经症中相对疗效较好且预后较好的一种疾病，需要药物治疗和心理治疗。

（1）药物治疗：医生需要综合考虑患者的病情、身体情况、经济情况等因素来制订治疗方案，患者需要按照医生的建议服药、停药及增减药物剂量，不可自行随意改变药物治疗方案。服药期间，患者应与医生保持联系，及时解决出现的药物不良反应或其他问题。

1）苯二氮䓬类药物（又称安定类药物）：优点是见效快，多在30～60分钟起效，抗焦虑效果较明显，价格较便宜；缺点是药物效果持续时间短，不适合长期大量使用，而且有可能产生依赖。常用药物有劳拉西泮和阿普唑仑，一天2～3次服用，均属于中短效安定类药物，其抗焦虑效果较好，镇静作用相对较弱，对患者白天的工作影响较小。使用原则：①间断服药原则，焦虑严重时可临时口服，但不宜长期大量服用；②小剂量原则，若小剂量起效就不用大剂量；③定期换药原则，如果病情严重，需要长期服用药物，3～4周应更换另一种安定类药物，这样可以有效避免依赖的产生。换药时要注意，原来的药物应逐渐减量，新加的药物应逐渐加量。如果患者年龄偏大、服药剂量不大、疗效较好时，也可以不换药。只要安定类药物的剂量不增加又在正常范围内，且疗效不减弱，就可以认为没有产生依赖性。

2）抗抑郁药：焦虑症的病因会导致机体神经－内分泌系统紊乱，神经递质失衡，而抗抑郁药可使失衡的神经递质趋向正常，从而使焦虑症状消失，恢复正常情绪。治疗广泛性焦虑症的常用药物是帕罗西汀、艾司西酞普兰、文拉法辛、氟哌噻吨美利曲辛等；治疗惊恐发作的常用药物是帕罗西汀、艾司西酞普兰、氯米帕明等。

（2）心理治疗：心理治疗是指心理医师通过言语或非言语沟通，与患者建立起良好的互信关系，应用有关心理学和医学的专业知识，引导和帮助患者改变行为习惯、认知应对方式等的非药物疗法。药物治疗是治标，心理治疗是治本，两者缺一不可。适合焦虑症患者的心理治疗方法还包括生物反馈疗法、放松疗法等。

170 | 如何预防焦虑症？

（1）充足的休息：人并不是机器人，需要休息。休息除了能够消除身体上的疲劳外，还可消除心理上的疲劳。因此，要想预防焦虑症就必须有充足的休息，在睡眠之前可以洗热水澡或喝热牛奶，以助于睡眠。

（2）保持乐观心态：人之所以会焦虑，是因为心情变得糟糕，对一切事物都有悲观的看法。因此，应保持一颗乐观的心，即使面对困难，也能保持乐观的心态，这样会远离焦虑症。

（3）学会忘记：人的一辈子数十年，都会有一些不愉快的事情。若总是记住这些不愉快的事情，就很难开心起来。因此，不妨把这些事情忘记，心情也会得到放松。

（4）每天做好计划表：如果每天需要做的事情没有及时完成，人就会感觉很焦虑。因此，最好列一个计划表，把每天要做的事情清晰地列出来，然后有条理地完成，这样就不会因为慌乱而感到焦虑。

（5）转移注意力：焦虑症往往表现为过度担忧，整日胡思乱想，每天坐立不安，像热锅上的蚂蚁一样。如果长期陷入焦虑情绪中，还会出现心慌、胸闷、手抖、尿频、窒息感等症状。因此，要学会转移注意力，比如找一本自己喜欢的书来读，或从事一定的体力劳动，以缓解焦虑情绪。

（6）增加自信：没有自信是导致焦虑的重要原因。焦虑症患者一般都对自己完成和应付事物的能力表示怀疑，于是进一步夸大自己失败的可能性，从而感到过度担忧、紧张和恐惧。因此，平时要注意培养自信心，相信自己可以处理好所有的事情。

（7）吃一些可以调理情绪的食物：容易感觉焦虑的个体，平时可以多吃樱桃、葡萄等食物。樱桃中的花青素可以给人带来快感，缓解焦虑情绪；葡萄中含有丰富的维生素C，可以增强身体抗压能力，也能缓解焦虑情绪。

总之，焦虑症会导致患者注意力不集中，记忆力下降，无法专心工作和学习。因此，压力比较大的朋友，平时就要注意预防焦虑症。工作和学习都要有计划，遇到挫折要有信心。如果出现焦虑情绪，可以通过画画、读书、看电影、听音乐等方式来调整不良情绪。

（高中宝）

十一、记忆力减退

171 | 什么是记忆力减退？

记忆包括识记、保持、再认或回忆三个基本过程，可分为瞬时记忆（半分钟内）、近记忆（数天内）、远记忆（数月至数年）。记忆的三个基本过程受损都称为记忆力减退。临床上尤以 40 ～ 60 岁人群最为多见，这个年龄段的人渴望知识更新，却常感到力不从心。记忆力减退的原因多种多样，其中老年人的记忆力随着身体各器官的老化以很慢的速度减退，符合自然规律，也是正常现象。而一些中青年，由于社会压力引发心理问题，感到工作紧张、焦虑、易怒，也会导致记忆力下降。

老年人如果出现逐渐发生且持续发展的记忆力减退，就要警惕有无老年性痴呆的可能，特别是有痴呆家族史者，更应引起关注，应到相关科室（如神经内科）就诊，进行全面检查，以明确是真正的记忆力减退（器质性痴呆），还是由于抑郁、焦虑、贫血、甲状腺功能减退等因素导致的记忆力减退（假性痴呆或可逆性痴呆），其中假性痴呆可以通过积极治疗改善症状，甚至完全恢复正常。此外，多数存在记忆力减退的老年患者，最终并不发展为老年性痴呆，对此不要有太多顾虑，保持积极的心态反而可以延缓老化。

172 | 记忆力减退的原因是什么？

记忆力对人的生活非常重要，想要了解记忆力，首先要了解记忆的形式。记忆的形式有很多种，如形象记忆、概念记忆、逻辑记忆、情绪记忆、运动记忆等。由于每个人的体质不同，记忆能力也会不同。有的人形象记忆很好，有的人情绪记忆很好，有的人运动记忆很好。导致记忆力减退的主要原因有以下几点。

（1）不良情绪：不良情绪主要指抑郁、焦虑、愤怒等。这些不良情绪不仅影响大脑的思维，也影响记忆，导致记忆力减退。

（2）失眠：失眠、睡眠质量不佳时，记忆力也会有所减退。人的睡眠有利于对大脑的保护，如果得不到充足的休息，就会影响记忆力和注意力。

（3）疾病：不管是躯体疾病，还是心理疾病，都会导致记忆力减退。

（4）年龄：年龄增长时，出现身体功能的下降，记忆力也随之下降。

（5）用脑过度：用脑过度会导致疲劳感增加，对外界事物的敏感度降低，从而影响记忆力。

（6）依赖：如过度地依赖电脑、书籍等，会影响记忆力的开发和运用能力，从而出现记忆力减退。

（7）压力：适当的心理压力可以增加记忆力，但过度的心理压力会对记忆力产生负面影响。

（8）不良嗜好：如吸烟、饮酒等。适量酒精可以帮助人们消除疲劳，但过量饮酒会导致部分记忆丧失，这属于暂时性记忆丧失，与酒精对脑细胞的麻痹作用有关。

（9）增龄：记忆力下降也与年龄增长有关。随着年龄增长而逐渐发生的记忆力下降，可以通过一些方式加以纠正，如反复强调、反复记忆、生活规律化，以及通过不断学习来开发新的知识领域等。这些方法都可以促使记忆更长时间的保留，避免快速衰退。要善于选择一种适合自己且符合记忆规律的记忆方法，这是增强记忆的捷径。

173 记忆力减退患者在生活中应注意哪些事项？

（1）日常生活方式管理：采用积极健康的生活方式，平时要有规律地生活、学习、工作、饮食、睡眠、运动等。进行正确的自我调节，注意保持乐观的情绪和积极向上的心态，特别是面对生活中的应激事件，要学会自我减压，保持身心健康。物品放在相对固定的位置，使用后放回原位。对于一些重要的事情，可以采取用笔记录的方式。

（2）饮食管理：多食用新鲜蔬菜、水果及以下几种食物。

1）大豆：含有卵磷脂和丰富的蛋白质，每天食用适量的大豆或豆制品，可增强记忆力。

2）牛奶：富含蛋白质和钙质，可提供大脑所需的各种氨基酸，每天饮用可增强大脑活力。牛奶中的钙易被人体吸收，是脑代谢不可缺少的重要物质。此外，牛奶还含有对神经细胞十分有益的维生素B_1等元素。用脑过度而失眠时，睡前一杯热牛奶有助入睡。

3）鸡蛋：大脑的功能状态和记忆力的强弱，都与大脑中乙酰胆碱的含量相关。蛋黄中含有丰富的卵磷脂等营养物质，当卵磷脂被酶分解后，能产生丰富的乙酰胆碱，乙酰胆碱进入血液后会很快到达脑组织中，从而增强记忆力和大脑活力。

4）鲜鱼：富含蛋白质和钙质，特别是不饱和脂肪酸，可分解胆固醇。

5）木耳：含有蛋白质、脂肪、多糖类、矿物质、维生素等多种营养成分，为补脑佳品。

6）杏仁：含有丰富的维生素 A 和维生素 C，可有效改善血液循环，保证脑供血充足，有利于增强大脑记忆。

174 | 如何预防记忆力减退？

（1）听音乐可帮助记忆：保加利亚的拉扎诺夫博士，以医学和心理学为依据，对一些乐曲进行了研究，发现舒缓的音乐能够消除大脑的紧张，使人进入冥想状态。他让学生们听着节奏缓慢的音乐，并且放松全身的肌肉，合着音乐的节拍读出需要记忆的材料。学习结束后，再播放 2 分钟欢快的音乐，让大脑从记忆活动中恢复过来。很多试验过这种方法的学生都觉得记忆效果很好。

（2）背诵经典可提高记忆力：人们看书、学习及休闲时，经常背诵一些名篇、成语、佳句、诗歌、短文、数理公式、外文单词及技术要领知识等，可有助于锻炼记忆力。每天坚持 10～20分钟的背诵，也能增强记忆力。

（3）身心运用可使记忆效率提高：科学证明，正确的重复是有效记忆的主要方法，而在学习中通过脑、手、耳、口并用的记忆方法，可显著提高记忆效率。记忆时，用脑想、口念、手写的多举并用方法，调动更多的记忆"通道"，加深记忆痕迹，从而提高记忆效果。

（4）多咀嚼可增记忆力：咀嚼是有效防止记忆力衰退的方法之一。咀嚼能使人放松，但老人咀嚼减少，血液中的不良激素升高，造成短期记忆力衰退。对人群的观察研究发现，经常咀嚼的人牙齿更好，吃饭更香，学习能力和记忆能力也会更强。

（5）多讲话多交流可助长记性：言语是不可或缺的心理宣泄方式，可防止记忆力衰退。例如，女人唠叨可助长记性，在某种程度上反而帮助女性改善了记忆、延长了寿命。"唠叨"是重复说某一件事或某一个人，会加深对这件事和这个人的关注，从而增强记忆力。专家认为，女性比男性更乐于与人通过言语交流，而男性进入老年期后，沉默寡言者居多。

（6）爱玩耍的人记忆力强：人的躯体活动能改善健康情况，精神活动则能减缓记忆力衰退。爱玩、爱活动的人兴趣广泛，涉猎众多，知识面广，记忆力也更强。科学证明，跳舞、读书、玩纸牌、学外语等活动，都能不同程度地增加神经突触的数目，增强神经细胞间的信号传导，从而巩固记忆。

（7）运动健身可防止记忆衰退：一般情况而言，身体健康、爱好体育运动和热爱生活的人，往往精力充沛，学习力和记忆力都强。锻炼身体可促进大脑自我更新，通过向大脑输入更多的氧气，可增强智力和记忆力。专家认为，长期的有氧运动可减少因年龄增长而出现的脑组织损失，减缓记忆力衰退。多项研究表明，要保持大脑活跃，还需经常运动。经常走路的老年人，在进行记忆力测试时，其表现要优于惯于久坐的同龄人。

（8）家庭幸福、愉悦身心可延缓大脑衰老：大量社会调查证明，家庭幸福是提高学习者学习能力和记忆力的必要条件。恋人或夫妻两情相悦的幸福感，会使双方体内分泌良性激素和乙酰胆碱等物质，有利于增强机体免疫力，延缓大脑衰老。

（高中宝）

十二、急性跌伤

据全国疾病监测系统的数据显示，跌倒已经成为我国65岁以上人群死亡的第一位直接原因。老年人的急性跌伤，多数是由于各种原因的意外跌倒所致。

175 | 跌倒的危险因素有哪些？

随着年龄增长，人体的肌肉力量也会随之下降，特别是四肢的肌肉功能会逐渐减退。有调查显示，我国65岁以上的老年人，每10人中有3～4人曾发生过跌倒，跌倒发生率随年龄增长而逐渐增高，80岁以上老年人有50%以上发生过跌倒。跌倒后的1年内，约50%老年人会再次发生跌倒。跌倒的危险因素主要包括以下5个方面。

（1）生理因素：衰老、机体反应能力及生理功能下降会导致肌肉力量减退、行动迟缓、感觉迟钝、平衡力减低、步态异常，加之体位变化过快或久蹲久坐后的体力不支，都是导致跌倒的危险因素。

（2）疾病因素：高血压、脑血管疾病、脑卒中、阿尔茨海默病、肢体功能障碍、贫血、关节疾病、骨质疏松、感冒、发热等疾病导致的身体虚弱状态，也容易诱发老年人跌倒。

（3）心理因素：老年人由于自尊心强，不服老、不服输，不愿意麻烦家属及外人，对自身活动能力过度自信，也是跌倒的常见原因。自信心和情绪也是重要的影响因素，害怕跌倒的心理会限制老年人活动，从而进一步降低老年人的活动能力。

（4）药物因素：很多药物会使老年人的平衡能力受到影响，

如镇静药、催眠药、利尿药、降压药、降糖药等。若同时服用多种药物，药物叠加的作用更会增加跌倒的风险。

（5）环境因素：老年人的日常生活环境，如灯光过于昏暗、地面凹凸不平、地面材质光滑、地面有积水、行走途中有障碍物、桌椅楼梯没有扶手、没有床栏、衣裤鞋袜不合身等，都容易增加跌倒的风险。

176 | 跌倒的高危人群有哪些？

（1）有晕厥、严重心律失常病史者。
（2）血压不稳、有肢体运动感觉障碍者。
（3）认知行为受损，有不稳定的步态者。
（4）年龄＞75岁，有不平衡的坐姿者。
（5）骨质疏松者。

177 | 急性跌伤有哪些表现？

（1）躯体损伤：跌倒引起躯体损伤率为10%，其中重度软组织损伤占5%，包括关节积血、脱位、扭伤及血肿；骨折占5%，主要是肱骨外科颈、桡骨远端及髋部骨折。老年人由于骨质疏松，骨脆性增加，跌倒后容易发生骨折，而且会随增龄急剧上升。

（2）内脏损伤：老年人若跌伤严重，可能出现实质脏器的损伤，如急性脑出血、肾损伤、肠管破裂等。跌倒后，应注意老年人的意识状况、疼痛部位及性质、血压、呼吸、心率等重要信息。

如果上述情况出现异常，短时间内又不能缓解，应及时就医，以免延误病情。

（3）心理损伤：虽然90%跌倒的老年人并未造成躯体损伤，但跌倒会给老年人带来极大的心理创伤。约50%跌倒者会恐惧再次跌倒，这种恐惧心理可以造成跌倒→丧失信心→不敢活动→衰弱→更易跌倒的恶性循环，严重者会卧床不起。

178 | 跌倒后应如何处理？

轻微的跌倒，爬起后需稍加休息，若无身体疼痛和运动障碍，可以继续从事日常活动。较重的跌伤，伴有疼痛、创伤、活动障碍时，需到医院就诊。主要处理措施如下：

（1）立即检查伤者的跌伤情况，判断伤者的意识、受伤部位、伤情严重程度及全身状况等，初步判断跌伤的原因或病因。

（2）受伤程度较轻者，可使用轮椅，或将伤者搀扶至床上，嘱伤者卧床休息，给予心理安慰，测量其血压、脉搏，根据病情做进一步检查。

（3）皮肤出现瘀斑者，可在24小时内行局部冷敷；皮肤擦伤渗血者，需消毒伤口后进行包扎；出血较多者，应前往医院就诊，先止血再清创缝合；若创面较大、伤口较深者，还应注射破伤风抗毒素。

（4）对疑似有骨折或肌肉、韧带损伤者，应根据跌伤的部位和伤情，及时制动，并局部冰敷。若疑似有骨折，应减少搬动，尽早就医，以免延误病情。

（5）对于头部跌伤并出现意识障碍等危及生命的情况时，应严密观察伤者的瞳孔、意识、呼吸、血压等生命体征的变化，迅速采取相应的急救措施。

（6）当病情稳定后，应了解跌倒发生时的情景，帮助伤者分析跌倒的原因，提高伤者的自我防范意识，尽可能避免再次跌倒。

179 | 骨质疏松与跌倒有何关系？

骨质疏松，顾名思义就是骨头的密度低了，变得不坚固了。绝经后女性及70岁以上的老年人，骨质疏松现象极为普遍。有关数据显示，51%的骨质疏松患者有可能发生跌倒，使跌倒风险增加2.17倍。以前跌倒过的骨质疏松患者，1年内有7%～9%发生骨折。骨质疏松患者一旦发生骨折，骨折愈合的速度也明显低于正常人。患有骨质疏松的老年人，需要采取一定措施来预防跌倒，尤其应避免骨折的发生。

（1）患者应加强锻炼，增加肌肉的力量和耐性，加强对关节和骨骼的保护作用。防止跌倒也就降低了骨折的风险。

（2）患者应多进食富含优质蛋白和钙质的食物，如鱼虾类、奶蛋类、鸡胸肉等，以增强骨骼的坚韧程度。

（3）患者还应注意一些生活细节，比如浴室配防滑垫，在楼梯、走廊等位置安装把手等。这类措施可以很好地辅助骨质疏松患者，防止其出现跌倒。

（4）对于高龄老人，还应在关节处佩戴护具，对防止跌倒有一定帮助。

（邹　琳）

十三、急性扭伤

急性扭伤处置不当，会造成扭伤部位长时间的不适，甚至发展为慢性损害，对运动功能造成影响。

180 | 急性扭伤早期该如何处理？

急性扭伤早期（伤后24小时或48小时内）的变化包括局部疼痛、肢体肿胀等。处理原则可归纳为PRICE，即保护（protect）、休息（rest）、冰敷（ice）、压迫（compression）和抬高（elevation）。

（1）保护：急性扭伤后，要尽快固定受伤部位，以免损伤加重。目前主要的方法有石膏（医用高分子夹板）、医用支具等（图3-3-2）。

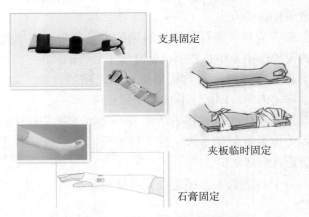

支具固定

夹板临时固定

石膏固定

图3-3-2　受伤部位的固定保护

（2）休息：尽量避免受伤部位的活动，必要时可使用拐杖作适当的支撑，避免损伤加重。

（3）冰敷：冰敷可以减少渗出，减轻肿胀、疼痛等症状。其方法是将碎冰块放入冰敷袋或塑料袋中，加入少量的水，将其置于受伤部位皮肤上（图3-3-3）。伤后48小时内，每隔2～3小时冰敷1次，每次15～20分钟（最长不超过30分钟），皮肤出现麻木感时应立即停止冰敷。

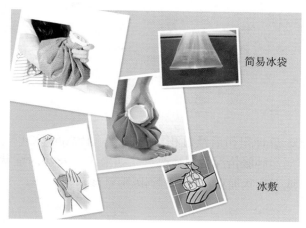

图3-3-3　冰敷

（4）压迫：用弹性绷带包扎扭伤部位，并进行局部加压，以减少渗出，减轻肿胀（图3-3-4）。弹性绷带包扎应避免包扎过紧，防止肢体缺血。

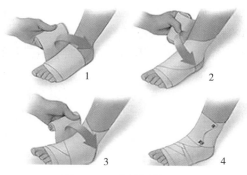

图3-3-4　弹性绷带包扎

（5）抬高：将扭伤肢体抬高（高于心脏平面），可促进组织液回流，起到减轻受伤部位肿胀的效果（图3-3-5）。

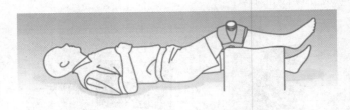

图 3-3-5　**抬高患肢**

总之，急性扭伤后经过积极处理，一般情况下 24～48 小时期间，疼痛和肿胀情况会明显改善。如果伤后 48 小时症状仍无明显改善，或者症状加重，应及时到医院就诊。

181 | 急性扭伤中期该如何处理？

急性扭伤中期（伤后 24 或 48 小时至伤后 2～3 周）主要变化是局部淤血和肿胀。处理原则是以改善局部血液循环和促进组织代谢为主，以加快淤血和渗出的吸收，加速组织再生修复。主要方法包括物理治疗和康复训练。

（1）物理治疗：主要应用超声波、经皮电刺激治疗，以促进受伤部位肿胀消退。同时，在家中可应用冷热水浸泡的方法，具体操作为：患肢先在 45 ℃的热水中浸泡 4 分钟，后在 15 ℃的冷水中浸泡 1 分钟，如此反复交替 4～5 次，可减轻受伤部位肿胀。

（2）康复训练：根据个体情况，可在康复医师的指导下进行康复训练。注意受伤 72 小时内，忌饮酒，不要按摩，避免导致损伤加重的活动。

182 | 急性扭伤后期该如何处理？

急性扭伤后期（一般在伤后2～3周至伤后1～2个月）的变化：症状基本消失，但运动功能尚未完全恢复，局部肌力尚未恢复，运动时有痛感，严重者可出现局部僵硬、活动受限。处理原则是恢复肌肉力量和关节功能，松解局部粘连和软化瘢痕。

（1）损伤部位适当运动：可携带护具做少量运动，逐渐加量至原运动量。

（2）康复理疗：在康复医师的指导下进行肢体牵拉训练，配合超声波、经皮电刺激疗法等治疗，可继续上述冷热水浸泡法治疗。

（方福生）

十四、急性烧烫伤

183 | 什么是烧烫伤？

烧烫伤是由于接触火、开水、热油等高热物质而发生的一种热力所致的机体急性毁损性损伤，往往导致机体全身性反应，如炎症反应、免疫系统功能失调甚至休克等。中医称之为"汤火伤""火烧疮"。轻者可自愈，严重烧烫伤会引发瘢痕。烧烫伤目前是瘢痕成因中最常见的原因，因烧烫伤程度及发展不同，又会呈现为瘢痕挛缩、炎性增生瘢痕、烧烫伤瘢痕等慢性损害。这些瘢痕大都会严重影响某些器官功能及伤者的外观形象，对伤者造成巨大的心理创伤。

　　老年朋友常帮子女们做饭，很容易被热油、热汤、蒸汽烫伤。烧烫伤所致的疼痛往往使人思维混乱，不知道该如何应对。学会对烧烫伤的自我判断和自行处置，可以减少后续并发症。

184 | 烧烫伤的原因有哪些？

　　（1）热液烫伤：如沸水、热汤、热油、热茶、洗澡水等所致的烧烫伤。此类烧烫伤在人们的日常生活中非常常见。

　　（2）火焰烧伤：如火灾、加热器烧灼、易燃液体使用不当、瓦斯爆炸、交通事故爆炸等所致的烧烫伤。天然气、汽油爆炸后短时间内释放大量热量，往往造成严重的火焰性烧伤。此类烧伤的严重程度取决于热源的数量、种类以及接触热源的时间，伤者还可能合并严重的呼吸道灼伤。

　　（3）化学性灼伤：皮肤直接接触腐蚀性化学品造成的灼伤，如硫酸、盐酸、硝酸、石灰、氨等强酸、强碱类，以及磷、苯、酚、硝酸银等。化学性灼伤多发于身体暴露部位，如头面部和颈胸部，可导致面部及眼部的严重伤害。

　　（4）接触性灼伤：接触性灼伤是由于直接接触热的铁、塑料、玻璃或燃烧的煤所致。这种烧伤尽管烧伤面积不大、范围局限，但是创面可能较深，损伤较严重。

　　（5）电灼伤：接触电源插头、高压电等所引起的灼伤。电灼伤属于急重症，需住院治疗，受伤严重的肢体有截肢的可能。严重电灼伤多为高压电所引起，高压电灼伤会引起肌肉坏死，分解出的肌球蛋白会阻塞肾小管而诱发急性肾衰竭。

（6）摩擦性灼伤：较常见于交通事故及职业灾害中，伤者因接触高速移动物体致摩擦生热，进而导致烫伤，伤口分布多不规则。

（7）辐射性灼伤：常见的晒伤即为辐射性灼伤，为皮肤接受辐射源释放出的能量而造成灼伤。晒伤的灼伤程度通常较低，而人造放射源所造成的灼伤则十分严重。

（8）冻伤：为冷烧伤。皮肤接触低温、极低温环境也可造成损伤，称为冻伤或冷烧伤。身体如长时间暴露于冰、雪等低温、极低温环境中，或者与温度极低的干冰（－78 ℃）、液氮（－196 ℃）、液氦（－269 ℃）短时间接触，都会造成冷烧伤。

（9）吸入性呼吸道损伤：在火灾现场或爆炸现场，遭受烧伤、烟雾熏灼的患者，会造成面部焦黑、鼻毛烧焦、声音沙哑、呼吸困难等症状，发生因热空气、火焰及有毒烟雾和气体造成的气管及肺损伤。这种呼吸道损伤不仅影响呼吸功能，而且死亡率高。

185 | 如何预防和治疗烧烫伤？

（1）烧烫伤的常见认识误区

1）不痛就是不严重，不需要处理：事实上，轻微的烧烫伤会感到很痛，这是因为只伤到了表皮，疼痛感是最明显的。如果伤到了皮肤深层组织，反而不会觉得痛了。

2）烫伤后的水疱挑破才好得快：事实上，并不是所有的烫伤水疱都需要挑破。如果水疱较小且无疼痛感，就不需要挑破，这样做有利于防止伤口感染；如果水疱比较大，疼痛剧烈，就需要用无菌针挑破，挤出水疱中的液体。

3）用酱油涂抹能镇痛：很多家长一看到孩子烫伤，就拿酱油涂抹，以此起到镇痛的效果，这样的做法是错误的。由于酱油中含有钠盐，会引起创面细胞脱水和收缩，反而加重损伤。另外，酱油并不是无菌的，还有可能引发感染。

4）用冰降温：一些重度烧烫伤会损坏深层神经，造成局部感觉迟钝或缺失，使用冰块降温反而引起冻伤。因此，局部烧烫伤最好用流动的水冲洗。

（2）初步判断烧烫伤的面积与深度：烧烫伤的治疗效果取决于烧烫伤的深度、面积及治疗措施是否妥当。

1）深度判断：按损伤程度可分为三度（图3-3-6）。一度损伤仅伤及表皮浅层，局部红斑充血，无水疱出现。二度损伤局部可出现水疱，基底红润，肿胀，剧痛。二度损伤又可分为浅二度和深二度，浅二度伤及表皮的生发层和真皮乳头层，深二度伤及真皮乳头层以下。三度损伤伤及皮肤全层和肌肉，甚至深达骨组织，局部皮肤焦黑或苍白，干燥，呈皮革状，失去弹性和知觉。

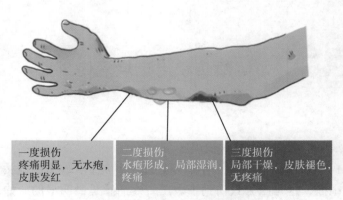

一度损伤
疼痛明显，无水疱，
皮肤发红

二度损伤
水疱形成，局部湿润，
疼痛

三度损伤
局部干燥，皮肤褪色，
无疼痛

图3-3-6　烧烫伤损伤程度

2）面积判断：可用面积计算法（手掌法）判断严重程度。五指并拢的手面积相当于身体表面积的1%，以手掌面积为依据的九分法可用来估算烧烫伤面积，即头颈部为9%（1个9%），双上肢为18%（2个9%），前后躯干（包括会阴部）为27%（3个9%），双下肢＋双臀部为46%（5个9%＋1%）。

（3）治疗措施

1）现场急救：①应尽快想办法离开热源，去除衣物；②冷水冲洗或冷敷（30分钟）以降温镇痛；③创面可外涂牙膏镇痛；④用干净湿毛巾包扎伤口后立即就诊。

2）一度损伤治疗：①将烧烫伤部位置于自来水下轻轻冲洗，或浸于冷水中约10分钟，直至不觉疼痛为止，如无法冲洗或浸泡，可冷敷；②伤处未肿胀前，小心脱除饰物、皮带、鞋子或其他紧身衣物；③必要时可使用敷料加以包扎。

3）二度损伤治疗：①将烧烫伤部位置于冷水中或自来水下轻轻冲洗，直到不觉疼痛，无法冲洗或浸泡的部位可冷敷；②用干净的布块将伤处水分吸干；③用消毒纱布盖住伤处并加以包扎；④视情况就医诊治；⑤如手脚受伤则需抬高伤处以减轻肿胀。需要注意的是，不可挑破水疱或在伤处吹气，以免污染伤处，不可在伤处涂抹油膏、药剂。

4）三度损伤治疗：①让患者躺平，将受伤部位垫高（高于心脏）；②详细检查患者有无其他部位伤害，维持呼吸道畅通；③不要企图移去粘在伤处的衣物，必要时可将衣裤剪开；④用厚的消毒敷料或干净的布盖在伤处，保护伤口；⑤不可涂抹任何油膏或药剂；⑥尽快送医院就诊。

5）化学物质烧伤后的紧急处理：①立刻用合适的介质冲洗伤处的化学物质，脱掉受伤部位的衣物；②查看化学物质容器标识上是否有急救指示，如有，则依照指示处理；③用消毒敷料盖在烧伤部位并加以包扎；④送医院治疗；⑤如果眼睛被化学物质灼伤，立刻用清水由眼睛内角向眼睛外角彻底冲洗，再用消毒敷料或干净的布覆盖眼睛并加以包扎，以防范患者揉眼，然后立刻送医院就诊。

6）药物治疗：一度损伤可自我治疗，疼痛时可服用镇痛药（如复方对乙酰氨基酚），疼痛剧烈时服1片，配以维生素C和复合维生素 B (每次 1 ～ 2 片，每天 3 次)；外用炉甘石洗剂、烫伤膏、獾油膏等涂抹患部。如为二度和三度损伤，须在医生指导下治疗，特别是三度损伤应立即就诊。

7) 注意事项：①生活要有规律，保持患部清洁，避免感染及碰撞，对创面切勿自行包扎；②进食营养丰富容易消化的食物，多吃新鲜蔬菜和水果，不吃辛辣刺激性食物。

（4）治疗效果

1) 一度损伤 5 天左右可愈合，不留瘢痕，可有轻微色素沉着或无色素沉着。

2) 浅二度损伤一般 7 ～ 14 天愈合，不留瘢痕，但可有色素沉着或轻微色素脱失。

3) 深二度损伤一般自然愈合时间为 21 ～ 28 天，有色素沉着或色素脱失，留存瘢痕。

4) 三度损伤创面自然愈合时间为 4 周以上，有些创面不能自行愈合，需通过植皮闭合创面，愈合后会留存瘢痕。

186 | 如何治疗烧烫伤的并发症？

烧烫伤的救治过程中，常见并发症包括休克、脓毒症、肺部感染、肾衰竭等。

（1）休克：早期多为低血容量性休克。继发感染时，可发生脓毒症休克。严重的烧伤可因强烈的损伤刺激而迅速发生休克。

（2）脓毒症：烧伤导致皮肤对细菌入侵的屏障作用缺失，严重烧伤还伴有白细胞功能和免疫功能的下降，故易发生继发感染。致病菌多为皮肤的常存菌（如金黄色葡萄球菌等）或外源性沾染的细菌（如铜绿假单胞菌等）。化脓性感染可出现在创面上和焦痂下。感染可能发展成为脓毒血症、脓毒症休克。此外，在使用广谱抗生素后，一些全身衰弱的患者，还可能继发真菌感染。

（3）肺部感染和急性呼吸衰竭：肺部感染有多种原因，如呼吸道黏膜烧伤、肺水肿、肺不张、脓毒症等，严重者可发生成人呼吸窘迫综合征、肺梗死，从而导致急性呼吸衰竭。

（4）急性肾衰竭：感染和休克都会引起肾缺血，严重时肾小囊和肾小管变性坏死。血红蛋白、肌红蛋白、感染毒素也可直接导致肾脏损伤，引发急性肾衰竭。

（5）应激性溃疡和胃扩张：烧伤可诱发十二指肠黏膜糜烂、溃疡、出血等，称为柯林溃疡，与胃肠道缺血、再灌注后氢离子逆流损害黏膜有关。胃扩张常为早期胃蠕动减弱时患者因口渴而饮过量水所致。

（6）其他：可出现心脏功能降低、心搏出量减少，与烧伤后产生心肌抑制因子、感染毒素或心肌缺氧等因素有关。缺氧、感染毒素等还可导致脑水肿或肝坏死。值得注意的是，烧伤的死亡原因多由多器官功能衰竭所致。

（张　燕）

十五、过敏反应

187 | 什么是过敏反应？

过敏反应也称变态反应，是免疫反应的一种特殊表现，即当人体受到抗原刺激后，机体产生过高的异常免疫反应。引起过敏反应的物质在医学上称为过敏原。当人体抵抗抗原侵入的功能过强时，在过敏原的刺激下，就会发生过敏反应。

188 | 常见的过敏原有哪些？

（1）吸入式过敏原：如花粉、柳絮、粉尘、螨虫、动物皮屑、油烟、油漆、汽车尾气、煤气、香烟等。

（2）食入式过敏原：如牛奶、鸡蛋、鱼虾、牛羊肉、海鲜、动物脂肪、异体蛋白、酒精、毒品、抗生素、消炎药、香油、香精、葱、姜、大蒜，以及一些蔬菜、水果等。

（3）接触式过敏原：如冷空气、热空气、紫外线、辐射、化妆品、洗发水、洗洁精、染发剂、肥皂、化纤用品、塑料、金属饰品（手表、项链、戒指、耳环）、细菌、霉菌、病毒、寄生虫等。

（4）注射式过敏原：如青霉素、链霉素、异种血清等。

（5）自身组织抗原：精神紧张、工作压力、微生物感染、电离辐射、烧伤等心理、生物及理化因素，可使自身组织发生改变而成为自身组织抗原，还有因外伤或感染而释放的自身隐蔽抗原等，都可以成为过敏原。

（6）其他：药物是引起老年人过敏的主要原因之一，最常见的是β-内酰胺类抗生素（如青霉素），其次为阿司匹林和非甾体抗炎药。其他常见引致全身性过敏反应的药物包括化疗药物、疫苗及鱼精蛋白和草本植物制成的药物。另外，用于增强X线图像的示踪剂，也可导致全身性过敏反应。

189 | 过敏反应的主要表现有哪些？

过敏反应可在数分钟或数小时内引发多种症状。过敏原若是经静脉直接进入血管，引起的过敏反应症状多在即刻至30分钟内出现。若为食入式过敏原，则症状多在2小时内出现。最常见的累及部位包括皮肤、肺、呼吸道、胃肠道、心脏、血管及中枢神经系统。过敏反应通常涉及两个或多个系统，其主要症状如下。

（1）皮肤反应：过敏性皮炎主要表现为皮肤红肿、瘙痒、疼痛、荨麻疹、湿疹、斑疹、丘疹、风团、皮疹、紫癜等。日光性皮炎是皮肤对紫外线过敏的表现，俗称晒伤。

（2）过敏性哮喘：成人往往有哮喘病史，好发于春天花开季节和秋冬寒冷季节。过敏原作用于支气管，使支气管平滑肌痉挛，导致广泛小气道狭窄，造成喘、憋、咳嗽，严重者甚至窒息而死亡。

（3）过敏性鼻炎：过敏性鼻炎是因吸入外界过敏原而引起以鼻痒、打喷嚏、流清涕等为主要症状的疾病。过敏性鼻炎的典型症状有3个：一是阵发性、连续性的喷嚏，每次发作一般不少于5个，打喷嚏常于早起、夜晚入睡时发生，可随季节变化或缓解或加重，严重时每天都会有数次发作；二是喷嚏过后，出现大量清水样鼻涕；三是鼻腔堵塞，每次发作的轻重程度不一，可持续十几分钟或几十分钟不等。

（4）过敏性休克：指强烈的全身过敏反应，出现血压下降、大面积皮疹、喉头水肿、呼吸困难等。50%的过敏性休克由药物引起，最常见的是青霉素过敏，多发生在用药后即刻至30分钟内。

（5）其他表现：胃肠道症状包括腹部绞痛、腹泻和呕吐，还可能出现思维混乱、尿失禁，脑部血管扩张时可致头痛。

190 | 过敏反应的处理原则是什么？

（1）防止全身性过敏反应的主要方法是避免任何曾引起过敏

反应的情况出现。

（2）日光性皮炎患者，应避免较长时间暴露于强烈阳光下，或在暴露前涂抹防晒霜。发生皮炎后，轻者局部涂抹炉甘石洗剂，重者需及早使用糖皮质激素（外用或口服）。

（3）过敏性哮喘、过敏性鼻炎患者，因症状反复发作，过敏原难以避免，可行过敏原检测和脱敏治疗。

（4）过敏体质者，第一次用药尤其是静脉用药时，一定要在医院内严密监护下用药。

（5）全身性过敏反应是内科急症，需要对患者进行抢救处理，如气管插管、吸氧、大量输液，甚至心肺复苏等。治疗时首选肾上腺素，还可用抗组胺药物和激素类药物。患者恢复正常后，应在医院里观察2～24小时，以确保过敏症状不会再次发生。

（李冬云）

十六、高原反应

191 | 什么是高原反应？

高原反应是指人体急速进入海拔3000米以上的高度后，处于低压低氧环境中而产生的各种不适，是高原病中最常见的一种。有些人因体质不同，到达海拔2500米以上就会出现高原反应。一般情况下，青年人比老年人更易发生，男性比女性更易发生。高原反应可分为急性高原反应和慢性高原反应，下文重点介绍急性高原反应，慢性高原反应、肺动脉高压、肺源性心脏病等多在高原生活3个月以上才会发生，本文不作介绍。

192 | 高原反应的主要表现是什么？

高原反应常见的症状包括头痛、失眠、耳鸣、疲倦、乏力、呼吸困难、心慌、水肿、食欲减退等。头痛是最常见的症状，常为前额和双颞部跳痛。

193 | 为什么会发生高原反应？

高原地区空气稀薄，氧分压较低，会导致人体各个脏器供氧不足，造成缺氧，进而引发各个脏器相应的病理变化。若大脑缺氧，会发生脑组织水肿，从而出现头痛、失眠等症状；若肺部缺氧，肺泡内渗出增加，氧气交换减少，则出现憋闷、气短症状；若胃肠道缺氧，胃肠道黏膜会出现水肿，胃肠蠕动减弱，从而引起食欲下降；若全身血管缺氧，则出现血管通透性增加，渗出增多，组织水肿，继而发生颜面部水肿。

194 | 如何预防高原反应？

（1）进入高原地区前应进行全面体格检查，有高血压、癫痫、消化道溃疡、严重贫血的患者，以及孕妇和儿童，不宜进入高原地区。

（2）进入高原地区最好选择火车、汽车等交通工具，因为到达高原的速度越快，越容易诱发高原反应。在路线安排上，如果能在海拔2000米左右的地区过渡2～3天，会更为妥当。

（3）感冒患者抗病能力减弱，易诱发肺水肿，因此，一定要痊愈后再进入高原地区。

（4）进入高原后，要注意保暖，严防感冒，还应避免剧烈运动。

（5）进入高原后，不宜饮酒，不宜暴饮暴食，多吃蔬菜水果。尽量少洗澡，避免受凉感冒。

（6）预防高原反应很重要的措施就是休息，行程不宜安排过满，保证休息和睡眠能有效预防高原反应。

195 | 发生急性高原反应该如何处理？

（1）休息：只要是怀疑急性高原反应，不论症状是否明显，均应终止运动，最好卧床休息。

（2）吸氧：如感到胸闷、气短明显，可以吸氧治疗，包括面罩或鼻导管吸氧，氧流量每分钟2～3升。一般情况下，大部分患者在吸氧后症状都会有明显缓解。

（3）药物治疗：头痛者可应用布洛芬、复方对乙酰氨基酚等；恶心呕吐者可口服多潘立酮片、甲氧氯普胺片；失眠者可酌情选用地西泮（安定）、艾司唑仑、酒石酸唑吡坦；水肿明显者可给予氢氯噻嗪或者呋塞米，注意应用利尿药时一定要补充氯化钾片，并在医生指导下使用。

（4）其他措施：经过上述治疗后，症状仍未缓解的患者，应尽快就医并进一步治疗，如尽可能转入低海拔地区，使用高压氧舱，静脉应用利尿药、吗啡等以减轻肺水肿。

196 | 重症高原反应有哪些特点？

急性高原反应如果处理不及时，有可能转为严重高原反应，包括高原肺水肿和高原脑水肿。虽然重症高原反应发生率不高，但是发病很急，死亡率很高，特别是海拔4000米以上更容易发生。高原肺水肿的表现为呼吸困难、不断干咳、全身发绀，甚至咳粉红色泡沫样痰。发绀和干咳的警示作用更强，一旦出现，要高度重视，尽快就医和吸氧。高原脑水肿的表现则为剧烈头痛、恶心呕吐、共济失调（醉酒样表现）、语言障碍，甚至出现嗜睡、昏迷等症状。若出现以上症状，应马上吸氧，紧急就医。

197 | 去高原地区前要做好哪些准备？

（1）保持良好心态，对高原反应有正确认识，不用过度紧张。

（2）合理安排行程，每天行程不宜过满，最好在进入高原前能有海拔2000米左右的地区过渡。

（3）衣服、物品准备充分，注意保暖和防晒，鞋子要舒适。

（4）适当备好药品，包括感冒冲剂、复方对乙酰氨基酚、呋塞米、安定、多潘立酮、地塞米松等。

（5）学习相关的知识，了解如何避免高原反应的发生以及发生后如何处理，以免因不了解情况而延误治疗，导致严重后果。

（朱　兵）

十七、中暑

198 | 什么是中暑？

长时间暴露于高温高湿环境下，体内产生的热量不能及时散出而在体内蓄积引起的热致疾病，称为中暑。

199 | 中暑有哪些症状？

按照程度不同，中暑主要分为3类，即先兆中暑、轻症中暑和重症中暑。

（1）先兆中暑：患者常感到口渴、头晕、眼花、无力、恶心、心慌、气短，以及注意力不集中、定向力存在障碍等。

（2）轻症中暑：患者除先兆症状外，体温可升高至38 ℃及以上，皮肤灼热，面色潮红，或者出现面色苍白、呕吐、皮肤湿冷、脉搏微弱、血压下降等情况。

（3）重症中暑：中暑进一步加重，出现皮肤苍白、出冷汗、肢体软弱无力，进一步发展可出现体温高达40 ℃，伴有晕厥、意识模糊等。

200 | 什么情况下容易发生中暑？

在大气温度升高（＞32℃）、湿度较大（＞60%）和无风的环境中，长时间工作或从事强体力劳动，又无充分防暑降温措施时，可发生中暑。缺乏对高热环境适应者，更易发生中暑。通常温热环境（气温高和湿度大）较干热环境（气温高和辐射强）更易引发中暑，原因如下。

（1）环境温度过高：人体产热增加，如从事重体力劳动、发热、甲亢及应用某些药物（如苯丙胺）等情况。

（2）散热障碍：如湿度较大、过度肥胖或穿透气不良的衣物等。

（3）汗腺功能障碍：见于系统性硬化病、广泛皮肤烧伤后瘢痕形成或先天性汗腺缺乏症等患者。

201 | 发生中暑该怎么办？

（1）体外降温：①将患者转移至通风良好的低温环境中，脱去衣物，同时进行皮肤肌肉按摩，促进散热；②对无循环虚脱的中暑患者进行冷水擦浴或将躯体浸入20～30℃的水中，通过增加传导和散热来降温；③对循环虚脱者，可采用蒸发散热降温方法，如用15℃冷水反复擦拭皮肤，或者同时应用电风扇或空气调节器来降温。

（2）体内降温：体外降温无效者，用冰盐水进行胃或直肠灌洗，也可用无菌生理盐水进行腹腔灌洗或血液透析。

（3）重症中暑的处理：必须及时送往医院就治，运送途中应采用体外降温方式先行处理。

202 | 老年人如何预防中暑？

（1）暑热季节要加强防暑卫生宣传教育。

（2）改善年老体弱者、慢性病患者的居住环境。

（3）有慢性心血管疾病、肝肾疾病及年老体弱者，不应从事高温环境作业。暑热季节要改善劳动及工作条件，在高温环境中停留2～3周时，应常规饮用含钾、镁及钙盐的防暑饮料。

（4）炎热天气应穿宽松透气的浅色服装，避免穿紧身服装。

（邹　琳）

十八、旅途反应

203 | 什么是旅途反应？

旅途反应是指因旅途生活不规律或航空时差导致的身心不适感受。不同年龄的旅行人群，发生各种疾病特别是心脑血管疾病的比例均有增高，应引起重视。

204 | 为什么会发生旅途反应？

人体在长期生活中形成了昼夜及饮食的生物节律，伴随着神经内分泌的周期性调节与代谢，既有共性也有个性的特点。旅途反应的本质是短时间内原有生活规律被打破，但神经递质仍按原来时间周期分泌和调节代谢，从而使人产生不适，甚至引起疾病。旅途反应是一个"全套"的生理作用，人身上的每个部位都按照生理时钟在运行，若这个节奏被改变了，全身上下都会有不适感受。

205 | 旅途反应有哪些表现？

（1）疲乏或兴奋，头晕眼花，注意力不集中，记忆困难，易激怒上火，情绪不稳，多与日程安排过紧、工作量短期内超负荷有关。

（2）胃肠不适，食欲减退，腹胀，便秘或腹泻，多与水土不服和餐饮不当有关。

（3）睡眠不足，思睡，反应迟钝，思维缓慢，日常行动效率降低，多与连续熬夜有关。

（4）时差反应，症状包括疲倦、头痛、脱水、易怒、失眠及注意力下降，多与远程飞行的地区时差有关，是身体和大脑力图重新调整和建立新的昼夜和饮食规律所致。时差反应的程度更多取决于所跨时区的长度而非飞行长度，一般＞6小时时区的跨度，时差反应会很明显。

（5）机体抵抗力下降，出现感冒、虚脱，甚至心脑血管疾病及其他各种疾病，多与连续或长期出差而无法及时调整生活规律有关。

206 | 如何减轻旅途反应？

（1）旅行前准备：根据目的地情况准备相应的药品和衣物。

（2）尽量做到劳逸结合：科学安排旅行日程，尽量增加休息时间。

（3）尽量保证7小时总睡眠时间：如果旅行条件限制且无法安排规律睡眠时，应"忙里偷闲"地抓紧打盹或小睡，例如，在乘车途中、两场活动间、餐前餐后等空闲时间内，以保证总睡眠时间。如果环境改变导致失眠，可以选用短效催眠药，如咪达唑仑（半衰期2.5小时）、唑吡坦（半衰期3.0小时）等。这类药物可使人入睡加快，而且醒后没有长效催眠药的宿醉反应。

（4）尽量维持原有的饮食习惯：控制自助餐或宴会时的进食总量，不过量饮酒，不连续吸烟。

（5）尽量减轻飞行时差的影响

1）提前适应：根据到达地区不同，出发前一两天将进餐和睡眠时间做小的调整，如向东飞行，可以向后延迟1～2小时，如向西飞行，可以向前提早1～2小时，这样既能减轻时差的影响，又不会影响其他活动。

2）少吃多喝：机舱内干燥、气压低，应多喝水。避免饱餐，可以减轻腹胀和脱水反应。不推荐饮酒，因为酒精会加剧脱水，也不推荐咖啡，因为咖啡会影响飞机上的睡眠。

3）伸展四肢：长途飞行时应避免久坐不动，要经常站起来活动四肢、腰背和头颈。如果航班中途有停留，更需要这样的做法，以促进血液循环，减轻时差疲劳，防止久坐不动和血液淤滞形成深静脉血栓。穿宽松合体的衣服也有助减轻疲劳。

4）充分休息：长途飞行需要充分利用旅途时间休息，以保证到达目的地后开展相应的活动。避免途中连续看电影和阅读书报，计划好睡眠时间。如向东飞行至美国，航空公司会深夜提供加餐，常造成睡眠时间减少和胃肠不适。因此，建议出发前加餐，睡前在自己座位上挂"早餐之前请不要打扰"的标牌，然后使用眼罩，好好睡一觉。

（李冬云　李小鹰）

第四章

老年人安全用药常识

207 | 老年人如何掌握常用药物的服药时间？

（1）降压药：根据人体生物钟及血压昼夜节律变化，降压药通常选用每天服用1次的长效或缓释、控释剂型的药物。为避免漏服药，一般晨起空腹服用为多。若需要每天服用2次，可于晨起和晚餐时服用。特殊情况下，可于睡前或其他时间点服用降压药，以达到有效控制全天血压及血压波动的目的。

（2）调脂药：调脂药物中，最常用的是降胆固醇的他汀类药物，宜在睡前空腹时服用。

（3）降糖药

1）磺脲类胰岛素促泌剂：需每餐都服用的短效药物，应在餐前30分钟内服用。代表药物有格列齐特、格列喹酮、格列吡嗪等。长效制剂如格列齐特缓释片、格列吡嗪控释片、格列美脲等于早餐前即刻服用。

2）非磺脲类胰岛素促泌剂：应在餐前15分钟服用，代表药物有那格列奈和瑞格列奈。

3）葡萄糖苷酶抑制剂：应嚼碎后与主餐第一口食物一同服下，代表药物有阿卡波糖和伏格列波糖。

4）双胍类药物：如二甲双胍适合餐中服用。

5）噻唑烷二酮类药物：应于早餐后服用，代表药物有匹格列酮、罗格列酮等。

6）胰岛素类药物：短效胰岛素应于餐前30分钟皮下注射，剂量、剂型遵医嘱。

（4）保护胃肠道药物：宜于饭前服用，包括胃黏膜保护剂、助消化类药物等。

（5）刺激胃肠道药物：这类药物适合饭后服用，如解热镇痛药（阿司匹林、去痛片、布洛芬）、铁剂等。

（6）镇静催眠药：这类药物适合睡前服用。

208 | 服药时应牢记的原则有哪些？

（1）服药前仔细阅读药物说明书：药物说明书详细说明了药物的安全剂量、常用剂量、用药频次、服药时间、注意事项、适应证、禁忌证等，是安全服用药物的最佳指南。原则上应遵医嘱或按说明书所建议的方法用药。服药时除遵医嘱外，还需仔细阅读药物说明书，若有特殊服用要求时，说明书上都会注明。

（2）不可破坏胶囊、肠溶、缓释或控释剂型药物的完整性

1）胶囊剂型：因胶囊颗粒较大，不易吞咽，有人会把胶囊拆开，将里面的药物成分直接吞服，这样做是不可行的。服药前一定要仔细阅读说明书，确定胶囊药物是否为缓释胶囊、控释胶囊或肠溶胶囊。如果是，就不能拆开服用，需完整吞服。

2）肠溶剂型：为了避免胃内特定酸性环境的作用，一些药物使用了肠溶剂型，以避免酸性环境影响药物疗效，也可减少药物对胃黏膜的刺激。这种肠溶剂型药物不能压碎、掰开或嚼服，否则会影响药物疗效，还可能引起胃部不适。例如，阿司匹林属于水杨酸类药物，广泛用于预防因血栓形成而导致的心脑血管疾病急性事件，若直接口服阿司匹林片，会刺激胃黏膜引起反酸、上腹不适，长期使用还易损伤胃黏膜，引发胃溃疡甚至胃出血。阿司匹林肠溶片可以完整剂型通过胃腔，到达十二指肠肠腔的碱性环境后再崩解和被吸收，从而避免对胃黏膜的刺激。如果掰碎或嚼服，就破坏了阿司匹林的肠溶剂型，达不到保护胃黏膜的目的。

3）缓释或控释剂型：为了延长药物有效作用时间，对一些短效药物，可以使用特定工艺（如缓释或控释剂型）。例如，硝苯

地平片、硝苯地平控释片、硝苯地平缓释片的有效成分相同，但普通硝苯地平片的药效时间短，每天需多次服用，也可根据需要将药片掰开服用。硝苯地平控释片或缓释片被掰开或嚼碎服用后，会破坏药物的控释膜或缓释骨架，导致药物迅速释放并被机体吸收，从而丧失了控释、缓释的作用，还可能因药物浓度迅速升高而引发严重不良反应。

（3）一些药物需嚼服或舌下含服：最典型的药物就是心脏急救药物，如硝酸甘油、速效救心丸等。嚼服或舌下含服可达到迅速吸收、快速起效的目的。需要嚼服的其他药物还包括治疗消化性溃疡、保护胃黏膜的药物，如铝碳酸镁咀嚼片、硫糖铝、盖胃平、胃舒平等，适于胃痛发作时或饭前半小时嚼服，此外还有助消化类药物，如干酵母、米曲菌胰酶片等。控制餐后血糖的阿卡波糖及补钙药（碳酸钙D_3咀嚼片）等也需嚼服。

（4）送服药物要用温开水：以温开水或纯净水送服药物，避免直接吞服或以咖啡、茶水、果汁、牛奶代替温水送服。

白开水和纯净水不会与药物成分发生化学反应，所以服药时可用温开水或纯净水送服，水量以200毫升左右为宜。直接吞服药物或饮水不足时，可能导致药物长时间滞留于食管中，若药物浓度过大或具有刺激性，则会损伤食管黏膜，甚至导致严重不良反应。另外，不用水送服而直接吞服，还会影响药物在胃肠道内的吸收。因此，服药时应以一定量的温开水或纯净水送服，有利于加速药物在胃内的溶解，减轻药物对胃肠道的刺激，还可减少胃酸对药物的破坏。

（5）送服药物时应避免使用各种饮料：咖啡、茶水、果汁、牛奶或其他饮料，多含有数种结构复杂的化学成分，可能会与药物发生反应。例如：镇痛类药物多呈酸性，如用茶水送服，则会使酸碱中和，降低药效；果汁中含有酸性物质，可使许多药物提前分解，或使糖衣提前溶化，不利于胃肠吸收；牛奶中的钙、磷、铁等可与药物成分发生反应或结合后形成沉淀，影响药物吸收及疗效；乳制品中的脂肪和蛋白质也会影响一些药物的吸收；碳酸类饮料会与多种药物成分发生化学反应，从而影响药物疗效。

（6）服药时应采取坐位或立位，避免卧位服药：坐位或立位服药有助于药物顺利进入食管和胃肠道，也可避免呛咳、误吸等不良事件的发生。

（7）多种药物、多片药物宜分次服用，避免一次服用大把药物：老年人常患有多种慢性疾病，需要长期服用多种药物治疗，往往一次就要服用多种、多片药物。为避免不同药物间的相互作用、相互反应以及大把服药致呛咳和误吸的风险，应每口小量、分次服用不同种类的药物。

（8）服用某些药物时应避免饮酒：服用抗生素类药物时应忌酒，特别是患有心血管疾病的老年患者，在服药过程中和停药后7天内，不应饮酒或饮用含酒精的饮料和药品。服用抗生素时，即使少量饮酒或饮用含酒精的饮料，都可能引发双硫仑样反应，出现软弱、眩晕、嗜睡、幻觉、全身潮红、头痛、恶心、呕吐、血压下降、心悸、呼吸困难等症状，严重者甚至出现呼吸抑制、休克、急性心功能不全等症状。

当然，并非所有的抗生素类药物与酒精合用都会产生双硫仑样反应，也不仅是抗生素类药物才会引发双硫仑样反应。含有硫甲基四氮唑基团的药物，如头孢类抗生素、甲硝唑、呋喃唑酮、甲苯磺丁脲、氯磺丙脲等，都会引发双硫仑样反应。另外，在服用上述药物时，除避免饮酒外，还应避免服用藿香正气水、十滴水、正骨水等含酒精成分的药物。

对于较轻的双硫仑样反应，一般不需治疗，多可自行恢复。若出现剧烈反应，如呼吸抑制、休克、心功能不全等，应及时送诊，采取相应急救措施。

（9）服用中药时的特殊要求：中药汤剂的服用方法有很多种，如温服、热服和凉服。其中最普遍的服法是温服，即将汤药煎好后晾至微温时服用，多数中药适合此种服法。治疗热病的中药，因患者肠胃内热，喜凉饮，因此可凉服。治疗寒证的中药，如治疗外感风寒的中药，宜热服，且热服后可再喝些热粥，盖被出汗，更利于药效的发挥。

多数汤药宜饭前服用，服药与进食间隔时间应在1小时以上。攻下药、驱虫药及治疗胃肠道疾病的药物，则更适合饭前服用。对胃肠道有刺激的药物和消食药，则宜饭后服用。补养类药宜在早晚空腹服用，以利于药物吸收。泻下药宜在早晨空腹时服。补心安神类中药，应在睡前30～60分钟服用，可充分发挥药效。

服用中药汤剂时，饮食应以清淡、易消化为原则。此外，还要避免食物与药材相冲。例如：虚底、寒底体质的人，如吃温补类药，需避免吃冷食；热底体质者，如在服用清热解毒类药物时，就不应再食用寒凉的食物。

209 | 如何做到安全用药？

（1）选择适当的药物：有不适症状时应及时就医，并根据医生对疾病和身体状况的判断，选择最适当的药物。

（2）使用合理的剂量：应遵照医嘱或说明书规定的剂量服药，不可贸然改变药物剂量。

（3）确定最佳服药时间：有些药物需要饭前服用，有些则需要饭后服用，还有一些要在两餐之间服用。口服药物的服药时间应根据病情特点、药物特性及药物是否对胃肠道产生刺激而定。通常情况下，服药时间可为餐前、餐中、餐后及睡前。

餐前服药多是指在饭前30～60分钟服药。一些需要充分、快速吸收而又无刺激性的药物，应餐前服用，也包括促进胃肠动力的药物甲氧氯普胺片、多潘立酮等。餐中服用的药物主要有阿卡波糖、酵母片等。餐后服药多指在饭后15～30分钟服药。

睡前服药是指在睡前30分钟左右服药，如镇静催眠药、缓泻药、驱虫药、抗过敏药等。血压昼夜节律为超杓型的高血压患者，夜间血压下降显著，不宜在睡前服用中短效降压药，而反杓型的高血压患者，可根据所监测的夜间血压水平，视需要采用睡前服药的方法。

一些需长期服用的药物，偶尔可能漏服，若发生在两次服药间隔时间的1/2内，可按原剂量补服，并继续按照正常时间间隔服药。若已超过服药间隔时间的1/2，则不必补服，下次按时服药即可。对于一些不良反应较大的药物，或药品说明书提示漏服后不能补服的药物，则不应补服，以免引起不良反应。当然，上述方法并非对所有药物都适用。发生漏服后，最好及时咨询并听取医生或药师的意见。漏服药物后不可在下次服药时加倍补服，以免因药物过量而引起中毒。

（4）坚持规范的疗程：若显著延长药物治疗的疗程，容易导致药物蓄积中毒、细菌耐药、药物依赖等多重不良反应；因过早停药而导致的疗程不足，又不易彻底控制或治愈疾病。因此，需要严格遵从医嘱并按疗程服用，以获得药物最佳的疗效和安全性。

（5）针对不同的治疗目标：一些急性疾病，短期治疗后即可终止；一些慢性疾病则需要长期用药，以控制病情的进展、恶化及突发的不良事件，切忌随意减量、停药，否则可导致病情反复甚至恶化。需根据具体病情，由医生与患者协商，以积极、科学、客观的理念，制订长期的治疗方案并实施这些方案。

210 | 老年人用药需注意哪些事项？

（1）起始剂量宜小并酌情增减：由于老年人肝、肾功能随增龄而减退，药物剂量应从小剂量起步，并根据治疗后的药物疗效和不良反应酌情增减剂量。

（2）药物种类不宜过多：由于老年人多病共存，需要多药并服，药物种类多、数量大，因此，应与医生商量，针对主要疾病治疗，尽量控制药物种类和数量，以降低药物不良反应的风险。

（3）服药后细致观察评价反应：由于老年人的感受能力及反应能力迟钝，加之言语表达不够准确，往往导致不能及时发现服药后的各种反应。因此，用药后医生或家人需密切观察老年人的主观感觉和客观表现，严密监测老年人对药物的反应（包括药物疗效和不良反应）。

（4）长期用药需定期复诊并评估：老年人长期用药，应定期到医院复诊，接受医生的评估，并根据需要对药物进行调整。一些传统中药的成分较复杂，若长期应用，发生不良反应的风险会增加，特别是药物毒性成分的慢性蓄积容易被忽视，因此，一定要高度警惕该类药物的潜在风险。通常情况下，这类药物需在正规医疗机构医生的指导下使用，需要定期评估肝、肾等器官功能，以最大限度地降低药物不良反应。

211 | 服药中的常见问题及处理措施是什么？

（1）常见的服药误区

1）获得一定疗效后，自行减量或停药。

2）漏服药物，觉得少吃一两次影响不大。

3）认为每天服药次数太多，擅自减少服药次数。

4）服药后自我感觉不适就自行停药。

5）服药后自认为效果不佳，随意增加药物剂量或服药次数。

总之，应在医生指导下按时、按量、按疗程正确使用药物，切忌未经医生或药师同意，随意减种类、减剂量、减疗程甚至停药。患者自行改变药物治疗方案，可能导致极其严重的后果。

（2）补充维生素的注意事项：维生素是维持人体正常生命活动所必需的营养素，对机体的新陈代谢、生长发育及疾病发生等都起着重要作用。若服用过量，则会引起维生素蓄积甚至中毒。通常情况下，若能保障膳食中各种营养素的均衡摄入，即每天进食充足数量的蔬菜、水果、肉、蛋、奶及豆制品等，可不必额外补充维生素。

（3）如何理解药品说明书上的"慎用""忌用"和"禁用"

1）慎用：服用本药时要小心谨慎，服药后要细心观察有无不良反应发生，并根据情况决定是否立即停药。说明书上显示"慎用"是提醒服药者要注意，不是说不能使用。

2）忌用：提示这类药物不适合使用，或应避免使用。通常这类药物发生不良反应的风险较高，可能引发严重不良后果。

3）禁用：严格禁止使用。例如，对青霉素有过敏反应的人，要绝对禁止使用这类药物。

（4）如何正确理解不同的服药时间

1）空腹：晨起早餐前30～60分钟。

2）餐前：三餐前30～60分钟。

3）餐中：进餐至一半时。

4）餐时：进餐第一口饭时或餐后即刻。

5）餐后：餐后15～30分钟。

6）必要时：遇到特殊情况时使用，如镇痛药、退热药。

（5）哪些是错误的服药方法

1）卧位服药：卧位时服药，药物易黏附于食管壁上，可引起咳嗽、误吸及食管损伤，而正确的体位是坐位或站位。

2）干吞药丸（粒）：直接吞服药丸（粒），既可能损伤食管，又缺乏足够水分溶解，药丸（粒）易在体内形成结石。

3）掰开或溶解后服用：由于剂型需要及制作工艺的限制，一些药物不能掰开或溶解后服用。正确的方法是依照说明书建议或遵医嘱。

4）饮料或茶水送服：饮料或茶水可能与药物发生化学反应，影响药效甚至增加风险。正确的方法是用温开水送服。

5）服药后马上运动：运动会导致胃肠道血供不足，影响药物的消化和吸收。

6）服药后大量饮水：服药后饮水过多会稀释胃酸，不利于药物崩解和吸收。

7）与禁忌配伍的食物同服：中药和西药都有相应的饮食禁忌，服药前应认真阅读说明书，或遵医嘱服用。

8）与禁忌配伍的药物同服：不同种类药物之间的相互作用会增加不良事件的风险，服药前应认真阅读说明书，或遵医嘱服用。

9）脱离医生指导的自行随意服用。

（6）相同疾病的患者治疗方法和服药剂量可以不同：同一种疾病发生在不同个体身上，由于个体间的差异，在服用同一种药物时也要进行全面权衡，任何一种治疗方案不可能适用于所有的个体。另外，药物剂量也要根据个体对疗效的反应和耐受性来调整，以确定适合个体的最佳治疗方案。

（7）确因疾病需要而服用多种药物：服用多种药物时最需要关注的问题是药物间的相互作用，这就需要在就医时随身带好目前的服药单。新增药物时，需要向医生咨询药物间可能的相互作用。多种药物联合应用时，单个药物剂量还需根据个体的年龄、肝肾功能及共用的药物来决定和调整，并遵医嘱定期复诊和评估。

（8）如何避免服错药

1）尽量采用服用方法简便的治疗方案。

2）提前按服药时间将药物分好包：①注明服药日期和时间，可以按服药时间提前摆好1周的药量；②将药品放在易提醒处；③在药品上标记姓名，以便与家中其他人的药物相区分。

3）固定服药时间，可用闹钟提醒，或者使用彩色药盒预装不同时间服用的药物。

4）做好家庭药品管理和定期清理，弃除过期或名称不详的药物。

（9）吃错药的处理措施

1）错服不良反应较小的药物，如维生素、助消化药、滋补药等，不必做特殊处理（除非大量服用），但应严密观察。

2）误服或多服可能导致中毒的药物，如地高辛、抗心律失常药、降压药、抗血栓药、镇静药、减慢心率的药物时，应严密观察血压、心率及一般状态的变化，若显著超剂量或出现各种不适时，应立即到医院就诊。

3）误服剧毒药品时，应把剩余的剧毒药品收集起来，交予医生判断。误服后，应尽快将胃内的毒物呕吐出来，可用手指、汤匙柄或筷子刺激咽后壁（舌根）引起呕吐，尽可能多地在最早时间内将毒物吐出，可先饮500毫升凉开水（可加入25克食盐）后，再用上述方法催吐，然后快速到医院处理。

4）误服强酸、强碱或腐蚀性药物，如甲酚皂溶液、苯酚等，禁用催吐方法，可喝生鸡蛋清、牛奶、豆浆等，以达到保护胃肠黏膜及中和毒素的作用，后迅速到医院处理。

（10）如何管理家中药品

1）保留药品原标签和说明书，必须包含下列内容：①药品名称、用法、用量及特殊服药时间；②药物的主要作用、主要不良反应及禁忌证；③药品有效期。此外，外用药品应加醒目标注并单独摆放。

2）正确存放药品：①药物应存放于避光、干燥、密封、阴凉处；②内用药、外用药需分开存放；③中药药材不宜放在冰箱中储存；④药物存放条件应符合药品说明书的要求，冷藏药品储存温度为2～10 ℃，阴凉储存应在20 ℃以下，其他药品应在30 ℃以下的环境中储存。

3）定期清理过期、变质或已被淘汰的药品。

（11）需要及时与医生联系的情况

1）长期服药后效果不理想。

2）服药后出现显著不良反应。

3）服用新药后出现新发不适症状。

总之，服药期间若出现任何疑问，均应及时与医生联系，以获得正确的指导。

（李冬云　高　伟　肖铁卉）

第五章

老年人自我护理技术

第一节　皮下注射技术

212 | 什么是皮下注射技术？

皮下注射技术是将药液通过注射器注入皮下组织。临床常用的皮下注射药物有胰岛素注射液、达肝素钠注射液、重组人促红细胞生成素注射液、部分疫苗等。

目前，居家老年人能够在家里自行操作的皮下注射药物是胰岛素。糖尿病患者可通过使用不同种类胰岛素制剂笔进行自我皮下注射，并按照实际情况来调整方案和剂量，以便将血糖长期控制在理想范围内。

213 | 临床常用胰岛素笔及其使用方法是什么？

根据药物效果，可将临床常见的胰岛素分为超短效、短效、中效、长效和预混胰岛素，不同类型胰岛素笔的特点和使用方法均不同（表5-1-1）。

表5-1-1　临床常见胰岛素笔及其使用方法

药物效果	胰岛素笔	起效时间	峰值时间	持续作用时间	注射时间
超短效	门冬胰岛素注射液、谷赖胰岛素注射液、赖脯胰岛素注射液、重组赖脯胰岛素注射液	10～20分钟	1～3小时	3～5小时	可于餐前、餐中、餐后立即皮下注射
短效	生物合成人胰岛素注射液、重组人胰岛素注射液	20～30分钟	2～4小时	6～8小时	餐前30分钟内皮下注射
中效	精蛋白生物合成人胰岛素注射液、精蛋白锌重组人胰岛素注射液、低精蛋白重组人胰岛素注射液、低精蛋白锌胰岛素注射液	90分钟	4～12小时	18～24小时	早餐前30～60分钟皮下注射；若每天注射总量超过40 U，需分成2次注射，分别于早餐前、晚餐前注射每天剂量的2/3和1/3
	中效胰岛素（动物胰岛素）	2～4小时	8～12小时	18～24小时	同上
长效	甘精胰岛素注射液、重组甘精胰岛素注射液、地特胰岛素注射液	2～4小时	无峰值	20～24小时	固定时间，每天1次皮下注射
	精蛋白锌胰岛素（动物胰岛素）注射液	3～4小时	12～20小时	24～36小时	早餐前30～60分钟内皮下注射
预混	门冬胰岛素30注射液、精蛋白锌重组赖脯胰岛素混合注射液、门冬胰岛素50注射液、精蛋白锌重组赖脯胰岛素混合注射液（50 R）	10～20分钟	1～4小时	24小时	餐前、餐中、餐后立即皮下注射
	精蛋白生物合成人胰岛素注射液（预混30 R）、精蛋白锌重组人胰岛素混合注射液、精蛋白重组人胰岛素混合注射液（40/60）、50/50混合重组人胰岛素注射液、精蛋白生物合成人胰岛素注射液（预混50 R）	20～30分钟	2～8小时	24小时	餐前30分钟内皮下注射

214 | 皮下注射前需要做哪些评估？

皮下注射前应先了解患者有无药物、酒精等过敏史；观察皮下注射区域有无瘀斑、硬结、瘢痕、红肿、溃烂、疼痛等不良情况；了解患者即时的血糖水平；提前准备好餐食。

215 | 皮下注射前需要准备哪些物品？

皮下注射前需要准备好的物品（图5-1-1）：注射托盘1个，75%酒精60毫升，胰岛素笔1支，对应的胰岛素笔针头1个，无菌干棉签1包，锐器盒1个，污物罐1个，免洗手消液1瓶。

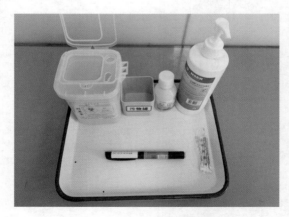

图5-1-1　皮下注射用物准备

216 皮下注射前还需要做哪些准备工作？

（1）洗手，从冰箱中取出未开启的胰岛素，放在室温环境中30分钟，以减轻注射时的疼痛感。

（2）已开启的胰岛素，无须在冰箱中保存，可放置在室内25 ℃左右的清洁环境中保存，需严格按照说明书注明的开启后保存时间使用，过期后不得继续使用。

（3）核对胰岛素药名（笔芯上的色带表示胰岛素不同剂型）、剂量、有效期，确保剩余的胰岛素足够本次注射用量。

（4）正确安装胰岛素笔芯和针头。①安装笔芯（图5-1-2），顺序为旋开笔帽→拧下笔芯架→将胰岛素插入笔芯架→拧紧；②预混胰岛素需提前混匀（图5-1-3），先将胰岛素笔放在手心中水平滚动10次，再手握胰岛素笔上下垂直翻动10次，直至胰岛素溶液变成白色云雾状液体；③安装针头（图5-1-4），顺序为揭开针头包装盖→将针座垂直拧紧在笔芯上→取下外针帽。

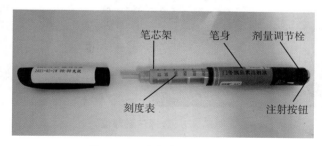

图5-1-2　胰岛素笔组成部分

（5）选择注射部位（图5-1-5）。一般选择腹部（脐周左、右、下旁开2 ～ 10厘米处，此处药物吸收最快）、上臂三角肌下缘外

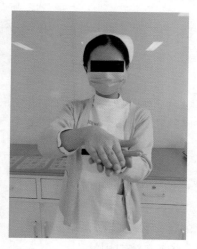

图 5-1-3 提前混匀预混胰岛素

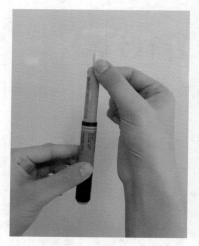

图 5-1-4 安装针头

侧、臀部（药物吸收最慢）及大腿外侧，避开脂肪增生、萎缩、瘀斑等部位注射，注射部位需经常轮换。

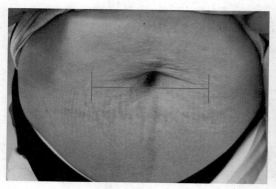
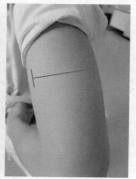

图 5-1-5 选择注射部位

（6）消毒皮肤（图 5-1-6）。以 75% 酒精棉签以注射点为中心，由内向外消毒注射区域皮肤 2 遍，消毒直径范围为 5 ～ 6 厘米，待皮肤干燥后（切勿用嘴吹或用手扇动消毒处皮肤），取一根无菌干棉签夹在左手环指和中指之间（可根据个人习惯调整）。

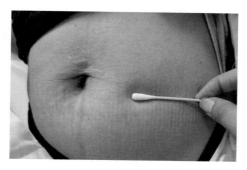

图5-1-6 消毒皮肤

（7）排气和调节注射剂量（图5-1-7）。调节胰岛素笔尾部旋钮至2个单位，取下胰岛素针头保护帽，使针头朝上，用手指轻弹笔芯，按压胰岛素笔尾部注射键，排尽气体至药液溢出并且有一滴药液挂在针尖上，最后再次调节胰岛素尾部旋钮至所需注射剂量。

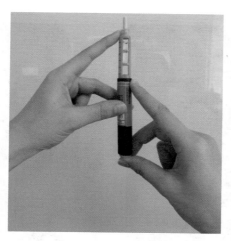

图5-1-7 排气和调节注射剂量

217 | 如何进行皮下注射？

（1）依据针头长度和患者体形，决定是否需要捏皮。一般情况下，除消瘦者外，4～5毫米长度针头无须捏皮（与皮肤呈90°角进针），＞8毫米针头必须捏皮（与皮肤呈45°角进针）。

（2）捏皮时，用拇指、中指、示指捏起浅表皮肤，注意不要捏皮过多，易成为肌内注射。

（3）胰岛素笔垂直迅速进针（儿童及消瘦的成年人需与皮肤呈45°角进针），缓慢推注药液（图5-1-8）。

（4）至不能推动药液后，将针头在皮下停留6～10秒。

（5）注射完毕，用无菌干棉签按压针眼处，迅速拔针（图5-1-9）。

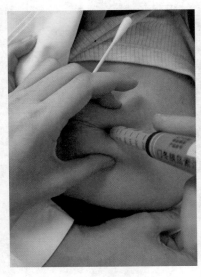

图5-1-8 皮下注射

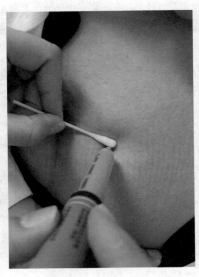

图5-1-9 拔针

（6）旋下胰岛素笔针头，放入锐器盒内。

218 | 皮下注射时应注意哪些事项？

（1）皮下注射胰岛素只能选用75%的酒精消毒皮肤，禁忌使用碘制剂消毒，因为碘与胰岛素会发生相互作用，可能会降低胰岛素的疗效。

（2）注射胰岛素后15～30分钟需开始进食，以免发生低血糖。

（3）注射完毕后应及时取下针头，以免温度变化造成药液外溢。

（4）每次注射前均应保持针尖朝上，垂直排气。

（5）使用短效与中效混合的胰岛素时，应优先选择腹部作为注射部位。对于中长效胰岛素（如睡前注射中效胰岛素），适合的注射部位是臀部或大腿。

219 | 皮下注射常见的不良反应有哪些？

（1）低血糖

1）概念：血糖≤3.9 mmol/L，可分为无症状低血糖、症状性低血糖和严重低血糖。

2）常见症状：饥饿、发抖、出汗、心慌、焦虑、易激惹、急躁易怒、头痛等。

3）处理方法：有条件时需连续监测血糖，并牢记2个"15"——进食15克含糖食物和等待15分钟。

4）预防低血糖的常备用物：糖尿病急救卡（包含个人信息、情况说明和救治指南）、糖果、果汁、饼干等。

（2）皮下硬结

1）发生原因：皮下硬结是由于注射部位的皮下脂肪增生所致。皮肤消毒不严格、不及时更换针头造成的局部感染，以及局部过于密集的注射损伤等，都可能导致皮下脂肪组织增生。

2）避免方法：严格消毒，及时更换针头，经常轮换注射部位（间距3～5厘米或以上）。注意不要在已出现硬结的部位及周围区域内注射。

3）处理方法：可在硬结处局部热敷，用土豆片外敷，涂抹多磺酸粘多糖乳膏、鱼石脂膏，或者使用艾灸等治疗方法。

（呼延小媛）

第二节　外用滴剂应用技术

无论在医院用药还是居家用药，常会用到各种外用滴剂，尤其是眼科和耳鼻喉科的治疗药物中，各种外用滴剂十分常见。这些外用药的使用看似简单，但如果不能掌握正确的使用方法，不仅无法获得理想的治疗效果，还会引起不适和损伤，甚至引发相关疾病。下面以滴眼剂、滴鼻剂和滴耳剂为例，详细介绍外用滴剂的使用方法及注意事项。

220 | 如何使用眼部外用药？

（1）使用目的：用于眼表面及眼前节给药，可预防或治疗眼部疾病，用于散瞳或缩瞳、表面麻醉等。眼药水和眼药膏是眼科药物中的常见剂型，掌握药物的正确使用方法，有利于疾病的有效防治。

（2）常用药物：眼部外用药的分类很多。用于治疗眼干燥症的有人工泪液、玻璃酸钠滴眼液；抗菌消炎药物有妥布霉素滴眼液、氧氟沙星滴眼液、氯霉素滴眼液等；激素类药物有妥布霉素地塞米松滴眼液，以及用于散瞳、缩瞳等其他各种特殊检查治疗目的的滴眼液；眼膏常用的有金霉素眼膏、红霉素眼膏等。

（3）滴眼剂的使用

1）准备好眼药水、无菌干棉签、无菌干棉球等物品，清洗双手，防止感染。

2）检查所用眼药水是否在有效期内，用干棉签轻拭眼部分泌物，吸干眼泪。

3）眼睛向上注视，轻轻扒开下眼睑（图5-2-1，A图），将1～2滴药液滴入下眼睑和眼球之间的间隙即下穹窿部位（图5-2-1，B图），再将上眼睑提起轻轻覆盖眼球后松开。

4）滴完眼药水后，闭眼休息3分钟，切勿用力闭眼，以防将药液挤出，并以棉球压迫泪囊（即内眼角）位置，避免药液顺着泪道流入鼻腔或口腔（图5-2-1，C图）。

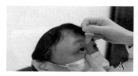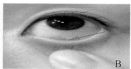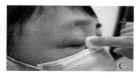

图5-2-1　**正确使用滴眼剂**

注：A图. 轻扒下眼睑；B图. 滴入下穹窿部位；C图. 轻轻按压内眼角

（4）眼膏的使用

1）准备好眼膏、无菌干棉球，清洗双手，防止感染。

2）以拇指和示指分开上下眼睑，暴露下结膜囊，眼睛向上看，另一手将眼膏挤出0.5～1.0厘米，置于下穹窿部结膜囊处，一边挤入一边平行移动眼膏，使挤入的眼膏呈条状涂在此处间隙内。

3）将上下眼睑闭合，轻揉眼睑3分钟，使药膏充分融化，勿立即睁眼，用棉球拭去外溢眼膏。

4）涂抹眼膏后会出现视物模糊，故不宜白天使用，建议晚上或睡前使用。

（5）注意事项

1）用药前要仔细阅读药品说明书，了解药物名称、用法用量、注意事项等，如有疑问需咨询医生后再使用。

2）了解药物的保存方法并妥善保存，过期、混浊、变质、有异物的眼药，绝不可以再使用。有些药物应根据要求避光保存。

3）用药后如出现显著痒痛、眼睑肿胀或眼部周围潮红时，立即停止用药并及时就医。

4）两眼同时用药时，先滴症状较轻的一侧，再滴症状较重的另一侧。为避免瓶体接触眼睛或眼睑，滴药时滴管应距眼睑2～3 cm，以防止交叉感染。

5）滴眼药时不可直接将药液滴在角膜上，以免药液刺激角膜后眨眼次数增多，导致药液外流而降低疗效。

6）相邻两次滴眼时间应至少间隔5分钟，以15分钟以上为宜，每天点药次数应遵医嘱。

7）数种药物同时使用时，应间隔5分钟以上再使用另一种，不同药物不可同时滴入。若眼药水和眼膏同时使用，应先滴药水，后涂眼膏。

221 | 如何使用鼻部外用药？

（1）使用目的：收缩或湿润鼻腔黏膜，改善鼻腔通畅性，治疗黏膜病变，达到引流、消炎、消肿、通气等作用。

（2）常用药物：复方鱼肝油滴鼻液、呋麻滴鼻液、灭菌注射用水、1%麻黄碱滴鼻液等。

（3）步骤：由辅助者（家人）协助完成。

1）清洗双手，检查药物名称及有效期，观察药液有无沉淀变质，清除鼻内分泌物。

2）患者去枕仰卧位，肩下垫小枕（图5-2-2，A图），或者将头伸出床沿后下垂（图5-2-2，B图），鼻孔朝上。辅助者观察患者鼻腔情况，也可用消毒棉签清洁鼻腔。

3）辅助者以左手轻推患者鼻尖，充分暴露鼻腔，右手持滴鼻剂药瓶沿鼻翼一侧距离鼻孔1～2厘米处轻滴药液2～3滴（图5-2-2，C图），然后用手轻轻捏鼻翼（图5-2-2，D图），使药液均匀分布于鼻黏膜和鼻窦中，最后将棉球轻轻塞入前鼻孔内。

4）滴药后保持原姿势3～5分钟后再坐起。

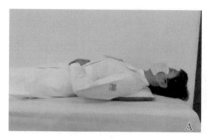
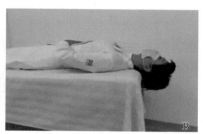
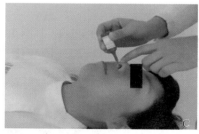
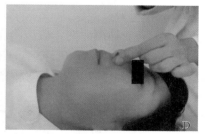

图5-2-2　正确使用滴鼻剂

注：A图. 仰卧，肩下垫小枕；B图. 垂头仰卧位；C图. 滴药；D图. 轻捏鼻翼

（4）注意事项

1）滴药时，尽量避免将滴管头部接触鼻腔，以免污染药液。

2）颈椎病、高龄老人、高血压患者应避免头部过度后垂，以仰卧垫枕体位为宜。

222 | 如何使用耳部外用药？

（1）使用目的：治疗中耳炎及外耳道炎，软化耵聍，麻醉或杀死外耳道昆虫等。

（2）常用药物：氯霉素滴耳液、3%过氧化氢溶液、酚甘油滴耳液、耵聍水等。

（3）步骤：由辅助者（家人）协助完成。

1）清洗双手，准备无菌棉签及棉球，检查药液有效期，观察瓶体有无裂痕，检查瓶体倒置溶液有无沉淀、浑浊、絮状物、变色等现象。

2）患者取侧卧位，患耳向上。辅助者观察耳道情况，并用棉签清洁耳道。

3）辅助者向后上方轻轻牵拉患者耳郭，使外耳道变直（图5-2-3，A图）。

4）顺外耳道后壁，缓缓滴入3～5滴药液（图5-2-3，B图），然后按压耳屏数次（图5-2-3，C图），造成外耳道空腔气压变化，促使药液流入耳道壁及中耳腔内。切忌将药液直接滴在鼓膜上。

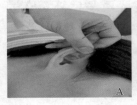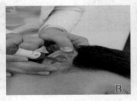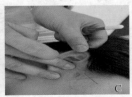

图 5-2-3　正确使用滴耳剂

注：A图. 向后上方牵拉耳郭；B图. 顺外耳道后壁滴药；C图. 按压耳屏数次

5）滴药后患者应保持原体位10～15分钟，促使药液与中耳腔充分接触，辅助者再将棉球塞入患者外耳道口。若两耳均需用药，应先滴一侧，过几分钟后再滴另一侧。

（4）注意事项

1）使用滴耳剂前，应使药液温度接近体温，避免滴耳液过冷刺激耳膜引发不良反应。有眩晕病史、高龄体弱者，应事先调试药液温度，以防冷刺激引发眩晕、恶心、呕吐等反应。通常情况下，可将药瓶握在手中数分钟，使药液温度接近体温后再使用。

2）若治疗外耳道耵聍栓塞，滴药时每次滴入药量可稍多，以不溢出外耳道为度，3～4天后冲洗（有中耳炎或鼓膜穿孔者不宜冲洗）或取出，不可过长时间留置，以免刺激外耳道。滴药时间最好在睡前。

3）耵聍软化可引起耳部不适、发胀，不必恐慌。但如果症状难以忍受，应及时就诊。

4）处理外耳道昆虫类异物时，可滴入乙醚、75%乙醇或氯仿（鼓膜穿孔者不能使用）使其麻醉，或滴入植物油使其窒息，然后将其冲出或取出。

5）几种药液同时使用时，应间隔1～2小时，交替滴入。

（刘云霞）

第三节 呼吸道吸入剂应用技术

223 | 什么是雾化吸入疗法？

雾化吸入疗法是通过各种雾化器装置将药物和溶剂制成雾粒或微粒，经呼吸道吸入，使药物直接作用于靶器官，具有起效迅速、疗效佳、全身不良反应少等特点，并且无须患者刻意配合，是呼吸系统相关疾病的重要治疗手段之一。

（1）常用雾化吸入装置的分类

常用的雾化吸入装置有喷射雾化器、超声雾化器、振动筛孔雾化器（图 5-3-1）。

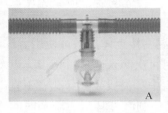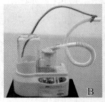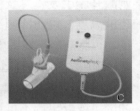

图 5-3-1　常用的雾化吸入装置

注：A 图. 喷射雾化器；B 图. 超声雾化器；C 图. 振动筛孔雾化器

1）喷射雾化器：药液被高压气流和挡板冲撞后粉碎，形成药雾颗粒。气压越高，流量越大，颗粒越小。①优点：结构简单，经久耐用，应用广泛；叠加震荡波的鼻-鼻窦喷射雾化器可使药物震荡扩散，有效沉积于鼻窦腔，还可湿化鼻窦黏膜；对儿童也同样适用。②缺点：有噪声；需要有压缩气体或电源（多为交流电源）驱动；应用鼻-鼻窦喷射雾化器治疗时患者需关闭软腭，屏住呼吸，这项操作较难掌握，需要在医务人员指导下进行。

2）超声雾化器：药液在超声波作用下剧烈震动，形成无数细小气溶胶颗粒释出。频率越高，颗粒越小；功率越大，释雾量越大。①优点：释雾量大，安静无噪声。②缺点：需要用到电源（多为交流电源）；易发生药物变性；易吸入过量水分；易影响水溶液不同的混悬液浓度。

3）振动筛孔雾化器：超声振动膜剧烈震动，使药液通过固定直径的细小筛孔挤出，形成细小颗粒，是目前雾化效率最高的雾化器。①优点：安静无噪声，小巧轻便，可用电池驱动。②缺点：需要电源（电池）；耐久性尚未确认；可供选择的设备种类较少。

（2）常用的雾化吸入药物

1）吸入性糖皮质激素：国内已上市的雾化剂型吸入性糖皮质激素有布地奈德和丙酸倍氯米松。布地奈德水溶性好，能快速发挥抗炎作用，适合急性期使用；丙酸倍氯米松水溶性较差，起效较慢。

2）抗菌药物：我国目前尚无专供雾化吸入的抗菌药物制剂，不推荐以静脉制剂代替雾化制剂使用。

3）支气管舒张剂（表5-3-1）：常用药物有短效选择性β_2受体激动剂（特布他林和沙丁胺醇）、短效胆碱能受体拮抗剂（如异丙托溴铵）。

表5-3-1　常用雾化吸入支气管舒张剂比较

药物	起效时间（分钟）	达峰时间（小时）	持续作用时间（小时）
特布他林	5～10	1.0～1.5	3～4
异丙托溴铵	15～30	1.0～1.5	4～6
沙丁胺醇	5～10	1.0～1.5	3～4

4）祛痰药：包括N-乙酰半胱胺酸和盐酸氨溴索，但盐酸氨溴索雾化剂型国内尚未上市。

224 | 什么是药物吸入疗法？

药物吸入疗法是通过特殊装置（吸入剂装置）将药物和溶剂打散成雾粒或微粒，形成悬浮于空气中微小的液体或固体颗粒，再经呼吸道吸入，沉降在各级支气管及肺泡内，以达到解痉平喘、止咳化痰的作用。吸入疗法具有作用直接、不良反应小等特点，是呼吸系统疾病重要的治疗方法之一。药物吸入剂的常用类型有加压定量吸入剂、干粉吸入剂、软雾吸入剂、小容量雾化器4种。

（1）加压定量吸入剂（主动装置）：主要有两种，一种是传统加压定量吸入剂，分为溶液型和混悬型，如硫酸沙丁胺醇吸入气雾剂、吸入用布地奈德混悬液等，另一种是新型加压定量吸入剂，是一种采用新载体制剂技术的共悬浮吸入剂，如格隆溴铵、富马酸福莫特罗等。

1）工作原理：药物（含抛射剂和药物）以液体形式储存在加压罐体中，通过短时间的气雾递送，输入预先确定的剂量（图5-3-2）。

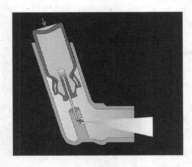

图5-3-2　加压定量吸入剂工作原理

2）优点：使用便捷、多剂量、多数价格便宜。

3）缺点：①技巧性要求高，吸入与释药需同步，患者深吸气后需尽量长时间屏气，而且必须在按压罐体的同时吸气，做到手口协调。针对手口协调性差的患者，可将加压定量吸入剂连接到装有单向阀的储雾罐上使用（储物罐的优点是单向阀吸气、不必与呼吸动作同步、不需要患者屏气、咽部不良反应少）。②装置体积大，携带不便，塑料储物罐可有静电，影响吸入量，而且金属材质储物罐价格较贵）。③混悬型加压定量吸入剂由于各成分密度、粒径不一，在使用时可因每次振摇次数、强度、持续时间不同，导致每次喷出的各种药物比例不恒定。④存在尾损现象，即当药罐内药物将要耗尽时，其喷射出的剂量会越来越少。

4）使用方法：常用七步法操作（图5-3-3）。①打开防尘帽和吸嘴盖。②用力充分摇动吸入器，特别是混悬剂的吸入剂，由于长时间静置，药物与溶媒易分层，分散不均匀。初次使用及超过7天未使用者，使用时需进行抛射。③缓慢呼气，直到不再有空气从肺内呼出。④头后仰,把吸嘴放入口中,双唇紧包住吸嘴,注意舌和牙齿不要阻塞吸嘴。在用口缓慢吸气的同时,按下药罐按钮释放药物,并继续深吸气,尽可能长时间地深吸气。⑤在停止吸气后,将气雾剂喷口撤出,尽量屏气10秒。⑥缓慢呼气。如果需要两吸药物,要间隔1～3分钟再吸另一种,避免连续吸入造成呼吸肌疲劳及增加药物微粒在周围气道的沉积。⑦盖上保护盖,用清水漱口。

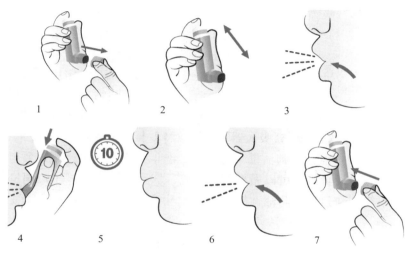

图5-3-3　加压定量吸入剂七步法操作流程

（2）干粉吸入剂（被动装置）:干粉吸入剂可分为单剂量胶囊型（如药粉吸入器、马来酸茚达特罗吸入粉雾剂）、多剂量储库型（如布地奈德福莫特罗粉吸入剂）和囊泡型（如氟替美维吸入粉雾剂）。

1）工作原理:通过患者吸气和内部阻力产生湍流使药物与载体解聚,湍流动能＝吸气流速×内部阻力。不同干粉吸入剂所需吸气流速不同,患者需要达到最佳吸气流速并持续2～3秒,才能提高递药效率。使用干粉吸入剂时,患者需快速有力地吸气。

2）药粉吸入器：噻托溴铵粉的专用吸入装置。其特点是胶囊独立包装，每次需装入装置中，装置有刺孔按钮，对流速要求较低，轻吸即可，每次用后要弃去胶囊。缺点是目前儿科患者尚未应用噻托溴铵，因此，不推荐年龄＜18岁的患者使用。

使用方法（图5-3-4）：①打开防尘帽和吸嘴；②从包装中取出一粒胶囊放入中央室，合上吸嘴直至听到"咔嗒"声；③将刺孔按钮完全按下，然后松开；④尽可能地充分呼气；⑤用嘴紧紧含住吸嘴，缓慢地、平稳地深吸气，其速率足以听到胶囊振动；⑥停止吸气后，移开吸嘴，尽可能地屏气10秒，之后缓慢呼气，可重复吸入1次；⑦打开吸嘴，倒出用过的胶囊，关闭吸嘴和防尘帽。每月需清洗1次吸入装置，用温水清洗后晒干，可反复使用。

使用药粉吸入器时的注意事项：①注意吸入流速，需用力深长地吸气；②正确放置吸入装置，需直立或水平；③呼气时，应避开吸嘴；④吸药后需屏气10秒；⑤吸药后10分钟漱口，吐出漱口水。

3）准纳器和碟式吸入器：如沙美特罗替卡松粉吸入剂等，一盒60吸。优点：①肺活量小的儿童、老年人均可使用；②每个剂量都预先设置好，可以做到剂量准确；③剂量输出好；④每剂量用铝箔塑封包袋，防潮性能好；⑤含乳糖，口味好。缺点：①要

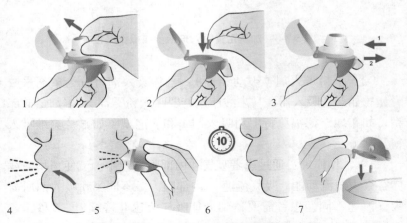

图5-3-4　药粉吸入器的操作流程

求吸气流速每分钟＞30升，低于布地奈德福莫特罗粉吸入剂所要求的每分钟60升，②不适用于4岁以下儿童或严重哮喘患者。使用时不要随意推动滑竿，以免造成药物浪费。

使用方法：①一手握住准纳器外壳，另一手的大拇指放于拇指柄上，向外推动拇指直至完全打开。②握住准纳器使吸嘴朝向自己，向外推滑动杆，直至发出"哒"声，表明准纳器已做好吸药准备。③握住准纳器并远离吸嘴，在保证平稳呼吸的前提下，尽量呼气，然后将吸嘴放入口中，深深地平稳吸气，将药物吸入体内，后将准纳器从口中拿出，同时屏气10秒，然后恢复缓慢呼气。切勿从鼻腔吸入。④将拇指放在拇指柄上，尽量快地向回拉，当关上准纳器时，即可发出"咔嗒"声，表明已关闭，滑动杆可自动返回原有位置并复位。⑤如果需要吸入两吸药物，需在关上准纳器后，重复上述步骤。⑥由于本品中含乳糖，对乳糖及牛奶过敏的患者禁用本品。⑦窗口处可显示剩余次数，使用前应检查药物剂量是否充足。

4）布地奈德福莫特罗粉吸入剂：要求吸气流速每分钟＞60升，内含干燥剂，晃动时有声音，不含矫味剂。每一支可吸入60次，窗口处可显示剩余次数。使用前要检查药物剂量是否充足。

使用方法：①旋松盖子并拔出瓶盖；②检查剂量指示窗，观察是否有足够剂量的药物；③一手拿吸入器，使旋柄在下方，握住吸入器使之直立，另一手握住底盖，先向右旋转到底再向左旋转到底，听到"咔"声，即完成一次剂量的填充；④吸入之前，先轻轻呼一口气（勿对吸嘴吹气）；⑤将吸嘴放于上下牙齿之间，双唇包住吸嘴，用力且深长地用嘴吸气，不要咀嚼或用力咬吸嘴，完成一次吸入动作，吸药后需屏气5～10秒；⑥缓慢经口或鼻呼出气体；⑦若需重复吸入，可重复以上步骤；⑧用完后将瓶盖盖紧；⑨用清水漱口。

（3）软雾吸入剂（主动装置）

1）工作原理：①压缩弹簧原理，以患者旋转底座压缩弹簧的机械能为动力，降低对患者吸气流速的要求；②毛细管虹吸原理，每次使用时毛细管仅需从药筒中吸取15微升药液，可精准定量；③独创药液对撞原理，独创的"uniblock结构"使两束药液射流，以特定角度撞击形成独特"软雾"。

2）产品特性：①主动喷雾，实现患者轻松吸入；②微细颗粒含量高（66%～75%），利于高效肺部沉积；③运行速度慢（每秒0.8米），可减少口咽部沉积；④持续时间长（1.5秒），有助于协同吸入。

3）使用方法（图5-3-5）：①将透明底座按照标签箭头指示方向旋转半周直至听到"咔嗒"声；②完全打开防尘帽；③尽可能地充分呼气；④将装置指向咽喉后部，压给药按钮并尽可能缓慢地长时间吸气；⑤停止吸气后，将吸嘴移开，尽可能屏气10秒；⑥缓慢呼气；⑦关闭防尘帽。

（4）小容量雾化器

1）工作原理：一种特制的气溶胶发生装置，药物溶液或混悬液形成气溶胶，供患者吸入并沉积于呼吸道和肺部，以达到治疗疾病的目的。

2）产品特性：具有一定湿化并稀释气道分泌物的作用。小容

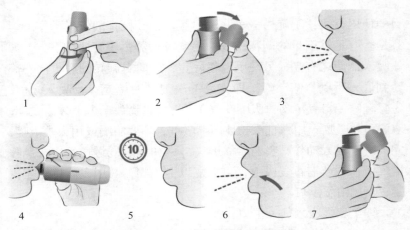

图5-3-5　软雾吸入剂的操作流程

量雾化装置往往用于急性住院患者，但也可供严重呼吸困难和吸气能力微弱的患者在家中长期使用。

225 | 应用呼吸道吸入剂治疗的规范操作是什么？

（1）使用吸入装置时，要避免出现错误操作（表5-3-2）。

表5-3-2　使用吸入装置时的常见错误操作

项目		常见错误操作
不同装置特有的错误操作	加压定量吸入剂	1. 启动与吸入不协调，启动先于吸入或启动过迟 2. 吸气速度过快
	干粉吸入剂	1. 做吸入前的准备时吸嘴朝下 2. 做吸入前的准备时晃动吸入装置 3. 吸入前向装置内呼气 4. 吸入时低头或抬头 5. 吸入时未用力吸气 6. 吸入初期吸气流速过慢
	软雾吸入剂	1. 初次使用时没有正确装载药瓶 2. 未完全旋转底座
不同装置共有的错误操作	-	1. 未正确打开防尘帽或外壳 2. 吸入前未充分呼气 3. 没有完全含住吸嘴 4. 没有通过吸嘴吸入药物 5. 通过鼻子吸入 6. 手持装置的角度过大或过小 7. 吸入后未屏气或屏气时间不足3秒

注：-. 无项目

（2）吸入技术的规范操作

1）准备：检查剂量指示器（如有），确认有足够的剩余剂量以及何时需要更换。吸入前摇动吸入装置（参考制造商的说明）。

2）填装：填装装置以备用。阅读参考说明书以确认如何填装和重新填装的频率。打开吸入装置/盖子。

3）呼气：远离吸嘴，充分呼气。

4）含入吸嘴：将吸嘴含入口中并用嘴唇严密包裹。

5）吸入：使用干粉吸入剂时应快速用力地吸气（2～3秒）；使用加压定量吸入剂或软雾吸入剂时应缓慢且深地吸气（超过5秒）。

6）屏气：移开吸入装置，屏住呼吸5～10秒，然后缓慢呼气。

（左 婧 高德伟）

第四节 误吸的预防及处理

经口进食是摄取食物、保证营养供给的最好方式。但随着年龄增长，老年人的口咽、食管部位的组织结构发生退行性改变，神经末梢感受器反射功能降低，加之肌肉变性、各类疾病及药物等因素，往往导致老年人成为进食时发生误吸的高危人群。误吸可引起吸入性肺炎、呼吸困难、窒息等，严重者可导致死亡。

226 | 什么是误吸？

误吸是指进食（或非进食）时，有数量不一的食物、口腔分泌物或胃食管反流物等进入声门以下的气道。正常时，这些物质应全部随吞咽动作顺利地进入食管。

227 | 误吸分几类？

典型误吸发生时，常出现咳嗽、憋气、呼吸困难、面部发绀等表现，称之为显性误吸。但多数情况下发生的误吸，并不伴有咳嗽、呼吸困难等，仅表现为萎靡、神志淡漠、反应迟钝等非特异性表现，称之为隐性误吸。

228 | 如何预防误吸？

（1）进餐前：老年人进食应在安静的环境中缓慢进行，保持轻松的心情，注意力集中，不与他人聊天及思考问题，以免分散精力而引起呛咳。进食前先如厕、洗手，佩戴好义齿且确保合适。应与家人共同进餐，不能忽视用餐时社交及情感沟通的重要性。

（2）食物选择：改变食物的质地和结构，能有效降低误吸发生率。选择温度适中、不易引起呛咳及易吞咽的食物（表5-4-1），如糕饼、干面包、花生酱、干的薯泥等。

表 5-4-1　老年人的食物选择

膳食分类	膳食特点	适宜食物	不宜食物
软食（适合轻度咀嚼困难的老年人）	食物细软、不散、不黏，容易咀嚼或用牙龈咀嚼，每天4～5餐	蒸煮软烂的米、面制品；易煮烂的叶菜、薯类、茄果类食物；质地松软的水果；去掉骨和刺的肉类、鱼类；碎软的坚果和豆制品	坚硬的、黏性大的食物如坚果类、玉米粒、汤圆、糯米制品等；带骨、带刺的肉类、鱼类；富含膳食纤维的蔬菜及有籽、核的食物；混合质地的食物
半流质饮食（适合中度咀嚼困难的老年人）	食物湿润有形状，即使没有牙齿也可用舌头压碎，容易形成食团，在咽部不会分散，容易吞咽	蒸煮半固体的米、面制品；易煮烂的叶菜、薯类、茄果类食物；柔软、切碎的水果；去刺、去骨、切碎的肉类	同软食
糊状饮食（适合明显吞咽困难的老年人）	食物呈泥状，无须咀嚼，易吞咽，通过咽部及食管时易变形且很少在口腔内残留	各类食物蒸煮后粉碎加工成泥状食物；质地细腻、均匀，稠度适中；不易松散、不黏牙，能在勺上保持形状	有颗粒的米、面制品；未经粉碎的肉类、蔬菜、水果等

（3）餐具的选择：选择圆润、无尖角、光滑的餐具，避免使用刀、叉等不安全餐具。饮水时不应使用吸管。勺子容量5～10毫升为宜。碗不宜过深，放置桌面时应加防滑垫。饮水时杯口不要接触到鼻子。

（4）进餐体位：意识清晰的老年人宜保持坐位，双脚平稳接触地面，双膝关节呈90°，躯干挺直，双上肢自然放于桌面。卧床的老年人采取坐位或半卧位，床头抬高30°～60°，颈部轻度屈曲。

（5）进餐中：进食时应细嚼慢咽，咽下一口食物后再进食下一口，确保口腔内无残留食物。每勺饭量不要太多，尽量把食物放在舌根以利于吞咽。进餐时间以30～40分钟为宜。当出现嗓音改变、呛咳、恶心、呕吐，以及呼吸时发出痰鸣音或"咕咕"声时，应暂停进食。

（6）进餐后：进食后需漱口，清除口腔内残留物，保持口腔清洁，不应立即平躺或做剧烈运动，应保持进餐姿势30～40分钟。

229 | 误吸的护理与调养包括哪些措施？

（1）基础训练

1）增加面部肌群、舌体和下颌张合运动：指导患者做鼓腮、吹气、空咀嚼、微笑、闭眼、皱眉、张颌、闭颌等运动，以及伸舌并向左、向右、向前、向后及舌背抬高运动或阻力运动。

2）吮吸训练：将示指洗净或带上胶套后放入口中，模仿吮吸动作，体验吮吸的感觉，每组做20次，每天2～3组。

3）咳嗽训练：训练咳嗽反应，有利于建立排除气道异物的防御反射。

（2）进食训练

1）进食时应把食物放于舌根部或健侧颊部，以利于吞咽食物。

2）通过适宜的烹调和加工方式，改变食物的质地和性状，使食物易于吞咽。

3）进行交互吞咽训练，每次进餐吞咽后，应反复做几次空吞咽，使食物全部咽下，确定口腔内无残留物后再进食下一口。吞咽后可饮少量水，有利于诱发吞咽反射，清除咽部残留食物。

4）在老年人精神状态良好、主动配合的情况下，上述内容可于每天三餐前训练，每次20～30分钟。

230 | 发生误吸后该如何处理？

　　一旦发生误吸，应鼓励并协助老年人咳嗽，尽量将异物咳出。若发生呼吸道阻塞，应迅速清理口腔内食物，通过拍背（手掌呈弓状，五指并拢，手掌心中间呈空心，由下至上叩击背部）协助老年人将异物咳出，或将老年人头转向一侧，用示指裹上毛巾、布块甚至衣角，伸入老年人口中，快速掏出食物，直至掏净为止。

　　如果上述方法效果不佳，可采用海姆立克法（图5-4-1）解除呼吸道梗阻，即抢救者站在患者背后，用双手臂环绕患者腰部，然后一手握拳，将拳头的拇指一侧放在患者肋骨下缘与肚脐之间的部分，再用另一手抓住拳头，快速向内、向上挤压患者腹部，以此形成一股冲击性气流。重复以上手法直至将阻塞气管、喉部的异物排出。

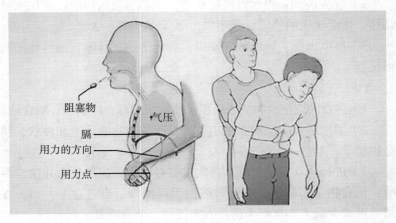

图5-4-1　海姆立克法

（刘少妮）

第五节　压疮的预防及处理

231 | 什么是压疮？

压疮就是人们常说的"褥疮"，又称压力性损伤，是指机体骨隆突处的软组织，因长期承受重力、摩擦力和（或）剪切力等多因素作用，致使局部组织出现血液循环障碍，造成持续性缺血、缺氧及营养物质缺乏，引起局部组织损伤或坏死。

我国调查资料显示，家庭长期卧床老人由于缺乏相关护理知识和技能，压疮发生率高达20%～50%。60岁以上的老年人，每增加10岁，压疮风险就增加20%。老年人特别是卧床老人是发生压疮的高危人群，也是预防压疮的重点防护对象。

232 | 发生压疮的危险因素有哪些？

压疮的危险因素可分为内源性因素和外源性因素。对于长期卧床老人而言，内源性因素主要包括老年人皮肤纤薄、便失禁浸蚀、感染、意外跌倒、营养不良（低蛋白血症、贫血）、意识减退、活动能力受损甚至不能移动、体温异常、老年慢性并发症（糖尿病、肥胖症、心血管疾病、脑血管疾病等慢性疾病）等原因；外源性因素又称医源性因素，包括暴露于潮湿环境、使用医疗设备或器具，以及药物、压力、剪切力等与医护人员治疗或操作有关的因素。

压疮容易发生于缺乏脂肪组织保护、无肌肉包裹或肌层较薄的骨隆突处。由于不同体位的受压点不同，压疮的发生部位也不同（图5-5-1）。

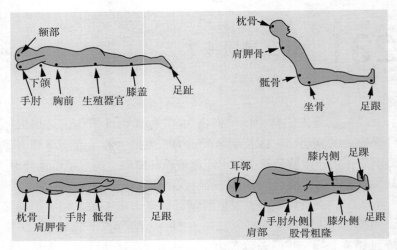

图 5-5-1　**易患压疮的部位**

233 | 压疮会带来哪些危害？

（1）若压疮治疗不及时，不仅给老年人带来疼痛、活动受限、伤口感染等痛苦，还会引发败血症或骨髓炎等，严重威胁老年人的生命和健康。

（2）压疮不仅影响老年人原发病的痊愈，同时也会增加老年人住院时间及救治难度。

（3）压疮会导致部分老年人发生焦虑、恐惧等不良心理反应，甚至影响睡眠与进食。部分老年人生活不能自理，而压疮形成后创面的异味常诱发或加重这些老年人的自卑心理。

（4）压疮病程长、愈合慢、易反复，会增加家庭和社会的经济负担。

因此，老年人及其照护者，都应该从思想上重视对压疮的预防，学习并掌握压疮的基本知识和基本预防方法。

234 | 如何识别压疮？

只有学会识别压疮，才能做到早期干预和处置，避免延误病情。以下是2016年美国国家压疮咨询委员会对压疮的分期标准。

（1）1期：皮肤无破溃，出现指压不变白的红斑（图5-5-2）。受压部位坚硬、有疼痛感，比周围正常组织微暖或微凉，皮肤颜色变化不包括紫色或栗色改变，因为这两种颜色改变提示可能存在深部组织损伤。

（2）2期：皮肤的表皮剥脱或部分真皮层受损，伤口呈粉色、红色、湿润，也可表现为完整或破损的浆液性水疱（图5-5-3）。

图5-5-2　1期压疮

脂肪及深部组织无外露，也没有肉芽组织、腐肉或焦痂。

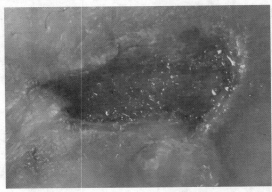

图5-5-3　2期压疮

（3）3期：皮肤全层损伤并形成溃疡，溃疡处可见脂肪、肉芽组织和伤口边缘内卷（图5-5-4）。此期还可能存在未察觉的组织腔隙或窦道，但没有筋膜、肌肉、肌腱、韧带、软骨或骨的外露。

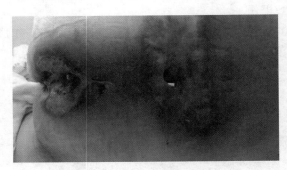

图5-5-4　3期压疮

（4）4期：全层皮肤和组织缺损，伴有骨、肌肉及肌腱的暴露，伤口可见坏死组织及焦痂，常伴有未察觉的组织腔隙及窦道，局部也可见腐肉或焦痂（图5-5-5）。

（5）不可分期：全层皮肤和组织受损，但其创面被腐肉及焦痂样皮肤覆盖。此时，需要清除腐肉及痂皮后，才能确定压疮的

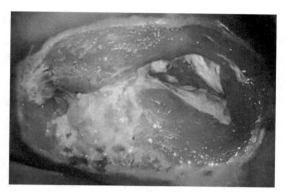

图5-5-5　4期压疮

分期。

（6）深部组织损伤：皮肤完整或破损，伴局部区域出现持续存在的指压不变白的深红色、栗色或紫色皮肤改变，或表皮分离显露深色创面或形成充血水疱。此时，疼痛感和皮肤温度的变化通常早于皮肤颜色的改变。

235 | 如何预防压疮？

（1）第一招——减三力（压力、摩擦力、剪切力）

1）防压减压是基础：①正确变换老年人的卧位，每2小时协助卧床老年人翻身更换体位，即侧卧位与平卧位交替。可根据压疮的危险程度，适当缩短变换体位的间隔时间。侧卧时呈30°，以避免坐骨结节受压，可以使用翻身垫支撑身体。②协助卧床老年人做肢体、关节活动，以促进血液循环，减轻肢体长时间受压。③使用可以分散身体和局部压力的卧具，如海绵垫、凝胶体位垫、水垫、气垫床等。④对骨突出和易受压的部位（如骶尾、足跟、足踝处），可用软垫垫起，也可给予局部按摩，改善血液循环，还可在局部贴泡沫型敷料。

2）摩擦力、剪切力要预防：①勿以牵拽老年人的方式进行体位变换，最好两个人一起给老年人翻身，将身体托起后再改变体位，可防止因牵拽摩擦带来的伤害。如果只有一人操作，要分阶段地将背部、臀部、腿部抬起来再移动身体。②保持老年人的衣物及床单干燥、平整、无碎屑，给老年人穿着宽松的棉质衣服。③当床头抬高在30°以上时，容易使骶尾部产生摩擦力和剪切力，因此，应避免长时间抬高床头超过30°，以预防身体下滑对皮肤造成损伤。

（2）第二招——护皮肤

1）每天观察老人的皮肤：在擦洗、翻身、更衣的时候，做到每天最少观察1次老人全身皮肤情况，尤其是骨突出及易受压的部位。

2）保持老年人皮肤清洁：①定期为老人洗浴。如不能进行淋浴或盆浴时，可轻柔地擦洗身体。洗浴不仅可以保持皮肤清洁，还可以改善血液循环，对预防压疮有良好的效果。对于尿便失禁及出汗多的老年人，要及时清洁局部皮肤，减少排泄物和汗液对皮肤的刺激和浸蚀。②助浴"细节控"。协助老年人洗浴时，要调节好水温，以40℃为宜，避免过冷和过热。清洗和擦拭手法要轻柔，慎用搓澡巾，可使用天然海绵、柔软的毛巾等。要选用中性或弱酸性的香皂或浴液，洗完后要冲净或者擦净泡沫，不要留下残余成分，以防刺激皮肤。清洁皮肤后，可给老年人使用凡士林、皮脂代用油（如羊毛脂橄榄油等）、尿素类保湿剂或橄榄油等，以保持皮肤湿润度。③尿便失禁老人重呵护。对于尿失禁的老年人，为预防皮肤压疮，尽量不选用纸尿裤，如必须使用，应将使用纸尿裤的时间缩至最短，选大小及厚度适宜、柔软、吸水性好、透气性强的纸尿裤或尿垫，并定期开放纸尿裤。另外，每天至少清洗2次会阴部，保持会阴部的清洁和干燥。④对于大便失禁的老年人，可选用一件式肠造口袋、内置式卫生棉条、内置式大便失禁护理套装等方法收集大便，以隔绝粪便对会阴部的刺激。发现粪便污染皮肤后，应立即用温水轻柔清洗，再用柔软毛巾将水吸干，并使用隔离剂或皮肤保护膜保护皮肤。

（3）第三招——强营养

1）老年人的消化吸收能力随年龄增长而减弱，因此，要保证老年人的营养摄入全面而平衡，多进食富含优质蛋白、维生素、微量元素的食物。其中维生素A可降低感染及损伤的风险，含量较高的食物有胡萝卜、橙色水果、动物肝脏等；维生素C能促进皮肤伤口愈合，含量较高的食物有新鲜水果和绿叶蔬菜，如猕猴桃、草莓、橙子、芹菜、菠菜、油菜、西蓝花等；维生素E可促进血液循环，有利于压疮的预防及治疗，含量较高的食物有肉类、牛奶、坚果、芒果、苹果等。此外，锌可以帮助皮肤生长和愈合，在瘦肉、猪肝、贝类、蛋黄等食物中含量较高。

2）对于不能正常进食的老年人，应在医务人员帮助下行鼻饲或肠外营养。

3）防止脱水对预防老年人压疮也很重要。若不合并严重的心肾疾病，可以每天饮用8～10杯水，充足的水分可以避免皮肤干燥。

236 | 发生压疮该如何处理？

虽说压疮重在预防，但一旦发生，还应尽早且积极地处置，不可任其发展下去。原则上应寻求医务人员的专业帮助。下文简单介绍一些治疗方法。

（1）创面的处理：处理压疮后形成的创面时，应保持创面周围的无菌状态，清除界限明显的坏死组织。保守清创时，通常使用可溶痂的药物或祛腐生肌的中药，如酶剂、红玉膏、珍石烧伤膏等。

（2）保守治疗：创面坏死组织被清除干净后，如真皮层未完全受损，可局部应用生长因子，如转化生长因子-β、血小板衍化生长因子、成纤维细胞生长因子、血管内皮细胞生长因子等，还可使用局部氧、电、激光、磁等疗法，起到辅助创面愈合的作用。

（3）手术治疗：使用外科手术处理压疮时，首先要通过换药及清创等方式清洁创面。创面若已被新鲜肉芽组织覆盖，则可选用植皮的方法来封闭创面。而对于有窦道及暴露骨质及肌腱的创面，应给予转移肌皮瓣、游离皮瓣、随意皮瓣等方法覆盖。近年来，负压封闭引流技术也开始广泛应用于压疮创面的治疗。目前，富血小板血浆、新型干细胞及生长因子等在治疗慢性难治性压疮方面展现了良好的前景。

（4）营养支持：老年压疮患者常存在低蛋白血症、贫血、营养不良等并发症。营养不良不仅导致老年人全身情况较差，还可造成压疮创面、手术切口长期不愈合，严重者还会引发术中大出血及术后严重并发症。因此，营养支持是老年人压疮治疗的重要一环。

（孙　静）

附录一 前列腺增生患者排尿日记

姓名_____ 年龄____   年 月 日

排尿时间 （时）	实际排完时间 （分钟）	尿量 （ml）	伴随尿急、尿 痛、血尿症状	尿失禁 时间	包括餐饮的 饮水量（ml）
0					
1					
2					
3					
4					
5					
6					
7					
8					
9					
10					
11					
12					
13					
14					
15					
16					
17					
18					
19					
20					
21					
22					
23					
24					

附录二　焦虑自评量表

指导语：下面有二十条文字，请仔细阅读每一条，把意思弄明白。每一条文字后有4种情况，分别为"没有或偶尔""有时""经常""总是如此"。请根据您最近一星期的实际情况，在每一条文字后的相应栏中画"√"。

问题	没有或偶尔	有时	经常	总是如此
1. 我觉得比平时容易紧张和着急	1	2	3	4
2. 我无缘无故地感到害怕	1	2	3	4
3. 我容易心里烦乱或觉得惊恐	1	2	3	4
4. 我觉得可能要发疯	1	2	3	4
5. 我觉得一切都很好，也不会发生什么不幸	1	2	3	4
6. 我手脚发抖打颤	1	2	3	4
7. 我因为头痛、颈痛和背痛而苦恼	1	2	3	4
8. 我感觉容易衰弱和疲乏	1	2	3	4
9. 我觉得心平气和，并且容易安静坐着	1	2	3	4
10. 我觉得心跳得快	1	2	3	4
11. 我因为一阵阵头晕而苦恼	1	2	3	4
12. 我有过晕倒发作或感觉要晕倒	1	2	3	4
13. 我呼气和吸气都感到很容易	1	2	3	4
14. 我手脚麻木和刺痛	1	2	3	4
15. 我因胃痛和消化不良而苦恼	1	2	3	4
16. 我常常要小便	1	2	3	4
17. 我的手常常是干燥温暖的	1	2	3	4
18. 我脸红发热	1	2	3	4
19. 我容易入睡并且一夜睡得很好	1	2	3	4
20. 我会做噩梦	1	2	3	4